スピリチュアルケアを学ぶ 4

スピリチュアルケアの実現に向けて

「第18回日本臨床死生学会大会」の取り組み

窪寺俊之 編著

聖学院大学出版会

はじめに――スピリチュアルケアの実現に向けて

スピリチュアルケアが問題になったのは、終末期がん患者へのケアが最初です。日本でもスピリチュアルケアへの関心が持たれてすでに三十年近くになりました。今日では、宗教学、心理学、医学、教育学、社会福祉学等の分野で研究が少しずつ進んでいます。しかし、残念ながら、現場では、スピリチュアルケアが患者、利用者、学生に届いていない、というのが現実です。

二〇一二年十一月二十三日・二十四日に開催された「第一八回日本臨床死生学会大会」で特に力点が置かれたのは、「スピリチュアルケアを具体化する」という点でした。どうすればスピリチュアルケアが具体化するのか。たくさんある課題を一つずつ整理し、分析し、解決への道を探ることが目的とされました。大会テーマは「スピリチュアルケアの実現に向けて――理論・実践・制度」でした。この大会の企画委員会では、いろいろの意見を交わしながら、この大会を新しい医療、看護、介護、教育、広くは人間の生き方を考える機会にしたいと願いました。

また、この学会でも二〇一一年三月十一日の東日本大震災、そして原子力発電所の事故による被災者、愛する家族を失った人々の苦痛を忘れることはありませんでした。生き残った私たちにも多くの課題が突きつけられています。学会としても、かけがえのないものを失った方々の苦しみが一日も早く癒やされるようにと切に願いました。

不条理な苦痛や死に対して、私たちは合理的説明はできません。悲嘆にある人に必要なものは、苦痛を一緒に負う愛や勇気です。また、私たちの悲しみを知っている方がいるという信仰です。実は、そのような愛や信仰こそスピリチュアルケアがテーマとしていることです。この学会が今回スピリチュアルケアを真正面から取り上げたのは、この大震災と原発事故で受けた苦しみに対して、少しでも慰めと希望を見つけたいと願ったからです。

そこで、第一八回大会は、Ⅰ実践「人間成長を目指すケアの実践──死、人生全体を見直すとき」、Ⅱ制度「スピリチュアルケアを制度に載せる──アセスメントと評価の現在と未来」、Ⅲ理論「《スピリチュアリティ》の架橋可能性をめぐって」、Ⅳ「東日本大震災を受け止めて……」の四つのシンポジウムを柱といたしました。

さて、本書は、この大会の各シンポジウムにおいてどのようなことが取り上げられたのか、広く一般の方々にも知っていただきたいと思い、企図されたものです。四つのシンポジウムの表題をそのまま各部のタイトルとしました。また、座長による各シンポジウムの趣旨を各部のはじめに短くまとめています。

ここでは、スピリチュアルケア具体化へ向けてのいくつかの課題を簡単に述べておきたいと思います。

第一に、「スピリチュアルケアとは何か」がまだ十分に明らかになっていないという問題があります。特に、「スピリチュアル」とか、「スピリチュアリティ」の意味が私たちの生活レベルで理解できていないと言えるでしょう。私たち日本人の文化や歴史、風土を踏まえた上でのスピリチュアリティの理解を見つけ出す必要があります。文化人類学や社会学の知識から多くを学ぶ必要があり、多くの時間と労力も必要となるでしょう。また、スピリチュアルペインのアセスメント、スピリチュアルケアと宗教的ケア、あるいは一般的カウンセリングやケアとの相違点や共通点についての議論も必要になると思います。

第二は、病院・施設の問題です。病院の理念としてスピリチュアルケアを掲げている所は多くはありません。一部の宗教立病院、施設では、宗教的ケアの重要性が認識されていますが、その病院・施設のミッションの一つに魂へのケアがあるからです。しかし、宗教立施設以外では、まだ十分スピリチュアルケアの重要性が認識されていません。スピリチュアルケアを担うチャプレンが置かれている病院・施設の数はわずかしかありません。これでは、当事者が「どこでも、いつでも」スピリチュアルケアを受けられる状態になっていません。なぜ、スピリチュアルケアが実現しないのかを、病院・施設・学校レベルに立って考える必要があるでしょう。経営が優先されているだけでは、いつまでも待つしかありません。日本の病院・施設・学校・文化自体が変わる必要があるでしょう。つまり、人が生や死などの生命の危機に直面した時、人はスピリチュアルな助けを必要とするという人間理解が必要です。そのような医療文化を創造することが必要になります。

第三には、人材養成の問題があります。スピリチュアルケアの具体化には、スピリチュアルケアワーカー（援助者、提供者）が不可欠です。ケアは最終的には人を通じて行われます。理論、施設、制度が整っても、ワーカーがいなくては具体化されません。個々のワーカーによってケアの質が大きく変わるのも、スピリチュアルケアの特徴です。人と人とのかかわりですから、よい人材を養成しなくてはなりませんが、そのワーカーの養成には長い時間が必要です。どのような人材を養成するかのカリキュラム、教育機関、研修期間、専門職としての資格認定の問題など、多くの課題が残っています。さらに、スピリチュアルケアの専門家だけでは、到底、十分なケアは現実化しないでしょう。医療者、看護者、介護者、教育者、ボランティアを含めた多職種の人が協力しなくては、到底、行き届いたケアはできません。そこでスピリチュアルケアの専門家以外の人たちのスピリチュアルケア教育プログラムも必要になるでしょう。ボランティアの養成プログラムも不可欠です。

第四に、医療報酬や制度の問題があります。

日本ではスピリチュアルケアに医療報酬が支払われる制度にはなっていません。現在行われているスピリチュアルケアは、病院や施設のミッションのために経済的負担を顧みずに行われています。このような体制では、スピリチュアルケアが広まることはありません。すべての病院、施設、教育機関でスピリチュアルケアが受けられるようになるためには、報酬が支払われる制度になる必要があると考えます。誰でもどこでもスピリチュアルケアが受けられる医療・介護・教育文化の創造が必要になります。

これらの問題を解決するためには、日本人のスピリチュアリティを明らかにしつつ、日本の医療文化、看護文化、介護文化、教育文化などを変えるための幅広い研究が必要です。スピリチュアルケアの理解を宗教の枠を越えた視点から考える必要があります。それは「魂へのケア」と呼べるかもしれません。患者・

子どもたち・家族が主役になるケアのあり方です。これらについては、これまでに〈スピリチュアルケアを学ぶ〉シリーズの既刊、『癒やしを求める魂の渇き――スピリチュアリティとは何か』をはじめとする三冊でも取り上げてきました。

海外の事情を学ぶことも新しい視野を得ることになるでしょう。アメリカやヨーロッパではチャプレンが病院、施設、学校に常駐していて、必要な人はいつでもスピリチュアルケアを受けられる体制が整っています。そこには宗教が背景にあります。日本では新しいかたちのスピリチュアルケアの理解と体制を整える必要があります。

本書に収録された論稿は、スピリチュアルケアにかかわる多職種の方々によって、人生の危機にある人への温かいケアの実現に向かって知恵を出し合い、明日の臨床に役立つスピリチュアルケアが構築されること願って書かれています。皆様にスピリチュアルケアへの関心を少しでも持っていただくことができれば幸いです。

二〇一三年　七月

編者　窪寺　俊之

第一八回日本臨床死生学会大会会長

目次

第Ⅱ部　スピリチュアルケアを制度に載せる

第Ⅲ部 スピリチュアリティの架橋可能性をめぐって

第Ⅰ部

人間成長を目指すケアの実践

シンポジウムⅠ

座長　種村健二朗（杏雲堂病院緩和ケア顧問）
藤掛　　明（聖学院大学大学院准教授）

「死は最大の危機である。この危機状態からの解放は、人間の成長によって成し遂げられる」。その援助の総称がスピリチュアルケアと考えられる。

現在、病名・病状・予後を伝える告知が急速に進んでいる。死による人間の危機を明確に伝えられて引き起こされるスピリチュアルな苦しみに対して、医療を含めたわれわれの社会全体が「死という危機をどのように考え、その危機状態に対して、どのように行動しなければならないのか」を、明確にしなければならない時代になったと思われる。

このシンポジウムでは、死ぬ苦しみからの解放へのプロセスと具体的な援助的かかわり（ケア）を、看護師、医師、チャプレンというそれぞれの立場から提示していただき、その方法論の違いは問題にせず、「どのような理論に基づいて、どのように実践しているのか」を理解する場にしたいと考えている。

「死ぬ苦しみからの解放」へのかかわりであるスピリチュアルケアの理解を妨げている最も大きい理由の一つは、死ぬ苦しみからの解放は、「人間の成長」というその患者自身の変容にあるということの理解が難しいことにあると思われる。死ぬ苦しみが今までの生き方によって引き起こされていること、苦しむ患者自身が今までの生き方のルールに気づき、そのルールのとらわれから解放されてゆくという「人間の成長」と、「人間の成長」への援助が必要なのである。その援助とは何かという理解が難しいことであると思われる。

もう一つは、スピリチュアルケアの実践において、「人間の成長」にかかわるケア提供者自身の世界観、人間観、人生観などが深く関与していることの重要性の理解にあると思われる。

これらの二点の理解を深めることを通して、スピリチュアルケアが広く一般化してゆくことを願う。

マーガレット・ニューマンの「拡張する意識としての健康」の理論に基づくパートナーシップのケア

――死に直面して窮地に陥った患者と看護師のパートナーシップによる実践例紹介

高木　真理

一　はじめに

人間の生も死も生命過程の一部であり、自然界の営みの内にある。生が意味深いものであるならば、死もまた意味深いものであるはずである。しかし、人は死を予感したとき、恐れを抱き、何とかしてそれを避けたいと願うものである。生死に携わる医療者であっても、死に対して負のイメージを抱いている者は珍しくない。死に直面して、いわゆるトータルペインに苦しむ患者を前に、とっさに言葉を濁し、その場から逃げてしまった体験を持つ人も少なくはないだろう。かつて、私もそのような看護師であったが、ひとつの看護理論との出会いが、一筋の光を与えてくれた。ここでは、マーガレット・ニューマン（Margaret Newman）の理論に導かれた私の実践例を紹介し、死の苦しみからの解放を支えるケアについて考えてみたい。

二　マーガレット・ニューマンの理論との出会い

私がニューマンの理論に出会ったのは、十五年ほど前のことである。当時の私は、看護師としてケアする喜びを感じる一方、治癒を望むことのできない患者、とりわけ死を目前にして苦しむ患者とかかわることに戸惑い、日々のしかかってくる重圧から逃げ出したい思いで、その場を取り繕っていた。私にとって、死は怖く、苦しいものであった。〈死〉というテーマに向き合うことを避けながら日々のケアに没頭することで、私は看護師としての自分を保っていたように思う。

あるとき、長い闘病生活を経て、担当の患者が亡くなった。自分が空っぽになるくらい、全力を尽くしてかかわったケースであった。患者との別れを悲しみながらも、私には、できる限りのことは精一杯やったという、ある種の満足感がわいていた。しかし、患者の妻は激しく泣き、怒りに震えながら、「あなたは、何もしてくれなかった！」と訴えてきた。手を取り合って、共に患者を支えてきたはずであった彼女の言葉に、私は一瞬で凍りついた。そのときの状況は今でも忘れることができず、妻の言葉は、深く胸に突き刺さっている。

その後、私は何とか自分を立て直そうとしたが、そのすべを見つけることはできなかった。それまで培ってきた看護観は、木っ端みじんに打ち砕かれ、死を前にした患者や家族とかかわることは、恐れへと変わっていった。当時の私は、このあまりにも大きな衝撃と苦しみについて、簡単に口にすることができなかった。看護師をやめてしまおうかとも考えた。しかし、悩んだ末、進学することに決めた。そこで何か光が見つからなければ、この道から逃げてしまおう、そう思って学びの場に身を投じたのであった。

ニューマン理論と出会ったことで、凍りついていた私の心は溶け、不思議なくらい楽になった。理論に導かれたパートナーシップのケアを通して、私は、終末期患者と、味わったことのないような深い結び付きを体験することができた。ニューマン理論のもとでは、治癒しないこと、死にゆくことにも、人間全体の成長という点において意味がある。このことを実感したとき、私の看護観、死生観に大きな転換が生じたのである。

三　マーガレット・ニューマンの「拡張する意識としての健康の理論」

(1)　理論が生まれた背景

マーガレット・ニューマンの「拡張する意識としての健康（health as expanding consciousness）」の理論[1]（一九八六／一九九四年）は、ニューマンが、病気の母親をケアし看取った体験から生まれたものである。ニューマンは、米国のテネシー州メンフィス市で生まれ、沈思黙考型の父親と活動的な母親、兄の四人家族の中で育った。母親が発病したのは、ニューマンが高校を卒業するころであった。母親の病気は、筋萎縮性側索硬化症という、運動神経が変性することによって、全身の筋肉が衰え、動かすことができなくなっていく進行性の難病であった。

母親の身体は徐々に麻痺が進行し、ニューマンが大学を卒業して家に帰ったころには、他者の手助けを必要とする状態になっていた。それから五年間、ニューマンは家族の中心となって母親のケアに没頭した。活発であった母親は、治りたい一心でさまざまな手段を捜し求めたが、そのかいはなかった。「過去も未来もなく、その日その日を生きることを学ぶ体験であった[2]」とあるように、ニューマンも、身体が動かなくなっていくという喪失を、母親と一緒に体験し、共に生きることを学ばなければならなかった。

しかし、その現実の中で、ニューマンと母親は、それまでには考えられなかったような関係性を築き、お互いを深く理解するようになっていった。ニューマンは、自力では動けなくなった母親が、何もかも失っていく病人としてではなく、最高の母親として、人間全体として豊かに生きていることに気がついたのである。ニューマンは次のように書いている。

「私が読者に心からお伝えしたいことは、人生はいまを大切にして生きなければならないということである。いま幸せには思えないとしても、いまが幸せなのだということが一度にわかるときがくるに違いない。母は身体的には障害されていたが、他の人と同じように、全体的な存在としての人間であることを私は学んだ。私は母のことがわかるようになり、愛するようになったが、このことは、もし母が身体的に依存状態にならなければ、決してなかったであろうような体験を通してであった。母が亡くなるまでの五年間は、ある意味では苦しく、疲れて、出口のない日々であったが、他の意味では張りつめていて、愛情に満ち、拡張的な日々であった。[3]」

苦しみの中にあっても、〈いまを生きる〉ことを通して、母親も自分も変化し、人間として成長していくことを悟ったこの体験が、ニューマン理論の全体を映し出している。

(2) 理論の概要

ニューマンの「拡張する意識としての健康の理論」は、看護の世界で初めて全体性のパラダイムを提唱した、マーサ・ロジャーズ（Martha Rogers）の「統一体としての人間の科学（science of unitary human beings）」[4]（一九七〇年）に準拠している。ロジャーズによる、人間は、部分の総和以上の存在であり、分割することはできない、また人間と環境も切り離すことはできないという全体性（whole）の物の見方は、部分に分け入ろうとする科学的な世界観からは考えられない新しい世界観の出現であったため、ニュー・パラダイム・シフトと呼ばれる。

1　ニューマン理論における人間観

人間は、部分の総和ではなく、またそれとは異なるものである。常に環境と相互作用するオープン・システムであり、逆戻りすることなく、定方向に進化している。[5]

ニューマンの母親は、身体の自由を奪われていくにもかかわらず、以前よりも敏感になり、娘であるニューマンをはじめ、周囲の環境と活発に交流しながら、人間全体として豊かになっていった。人間は統一体であって、身体、精神、スピリチュアル、あるいは社会的などと、切り離して説明することはできないということである。ニューマン理論のもとでは、人間のスピリチュアルな側面も、すべてと一体になって変化する、ととらえる。

また、人間は常に、人的、物的環境と相互作用し、たえず変化を繰り返す開放系（オープン・システム）である。ニューマンは、人間全体を〈意識（consciousness）〉、すなわち、環境との情報交流能力（the information capacity）そのものであるととらえている。〈意識〉としての人間全体は、どのような病気にかかろうと、苦しい状況に置かれようと、環境との相互作用の中で拡張する。つまり、人間は今の自分を超えて常に生まれ変わっているということである。諸行無常であり、とどまることはなく、そこには進化がある。たとえ病気が治ったとしても、その人は、決して病気にかかる前に戻ることはない。病気体験のすべてを取り込み、以前とは異なる新たな人間に進化していく、ととらえる。

2　ニューマン理論における健康観

病気がある状態もない状態も、等しく人間の生命現象である。疾病と非疾病は合一化して健康である。(6)

健康という現象について、ニューマンはまったく新しい考え方を提唱した。健康と疾病を二分化したり、両極化する見方を捨て、疾病もひとつの健康のあり方の開示であるととらえたのである。ニューマンは、母親との体験から、単に病気がない状態が健康ではないことをつかんだ。難病を抱えた母親は、医学的に見れば、決して健康と呼ぶことはできないだろう。しかし、病気も自分の一部として取り込んで豊かに生きる、全体的な存在としての母親の姿――その現象を〈健康〉と呼ばなければ何と表現できるのか?というのがニューマンの主張である。すなわち、病気があるときもないときも、その人の生命過程そのものであり、日々人間として成長・進化していく過程こそが健康である、ということである。このような見方に立てば、病も、老いも、死も、人間の生命過程において自然な現象であり、すべてが健康のあらわれである、ということになる。

ニューマンは、医療が病気の治癒を目指すことを強力に主張する点を問題視している。病気がないという意味での健康の概念は素晴らしいが、達成不可能なゴールであることも多い。人間の全存在をケアする看護の立場にある

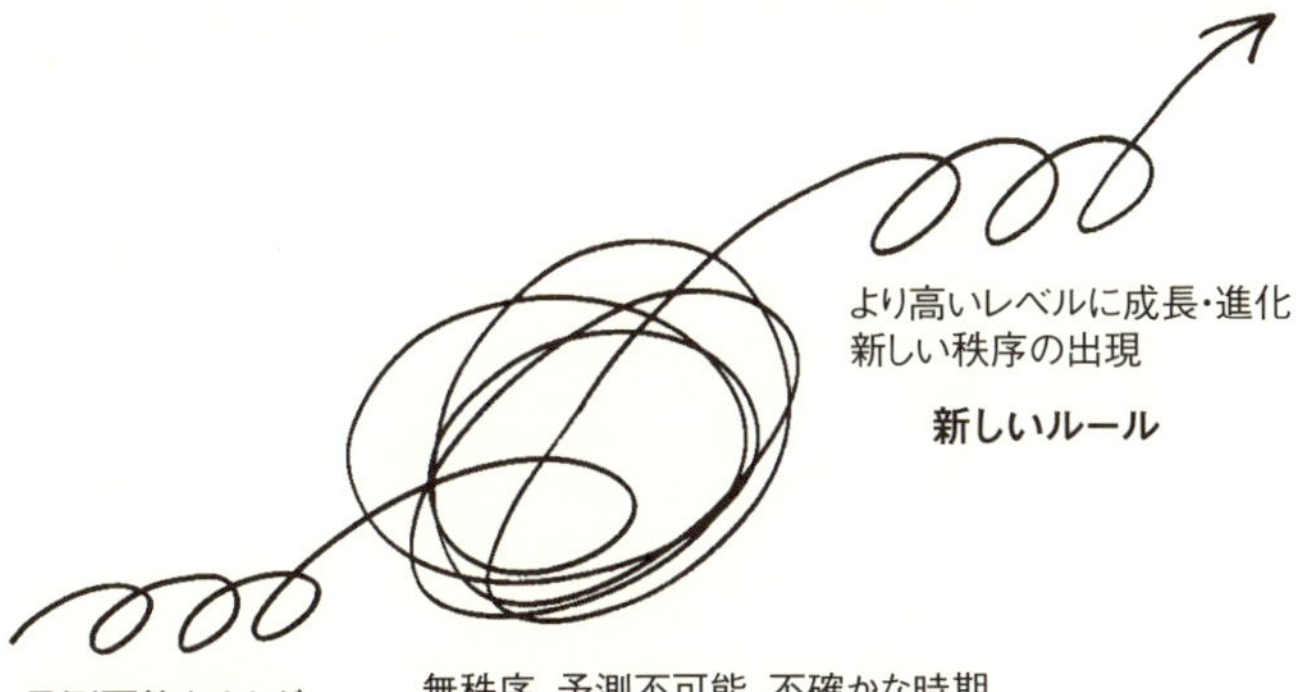

図1　人間の生命過程と成長、進化の過程
（Newman, M.A., *Health as expanding consciousness,* 1994, p. 98より作成）

ならば、もっと包括的な見方へとシフトする必要がある。ニューマンは、新しい健康の概念の提唱を通して、治癒することに価値を置く健康の見方から、疾患を包み込みそれを超越する健康の見方へとパラダイムシフトを勧めているのである。ニューマン理論を通して見るならば、死にゆく患者も、健康のプロセスを生きる人として映る。

3　人間の生命過程と成長・進化の過程

ニューマン理論を踏まえて人間の生命過程をあらわすと、図1のようになる。人間は、日常的には、自分でコントロールできる範囲で揺らぎながら均衡状態を保ち、生活している（予測可能なゆらぎ）。しかし、ひとたび大きな出来事、例えばがんを診断されるなどの出来事に遭遇すると、きわめて大きな揺らぎが生じる（無秩序、予測不可能、不確かな時期）。これは、自分のコントロールが及ばない状況、いわゆるカオス（混沌とした状況）であり、その人にとっては窮地である。病気になって、いろいろな問題を抱えている患者、死に直面して苦しむ患者などは、このカオスの真っただ中にいると言えるだろう。

ニューマンは、このときこそ、人が必死で自己を組織化しているときであり、新しい均衡状態を創出しようと努力しているときだと言う。その努力をやり遂げたとき、ニューマンと母親が新しい関係性を築いたように、今までとは異なる価値観に培われた新しい秩序が出現し、より高次の意識へと拡張するということである。ニューマン理論のもとでは、ピンチは、成長・進化のチャンスである。病気があるということは、必ずしも否定的なものではない。それを超えて、人は成長・進化を遂げていく。この変容の過程が、ニューマンの言う健康である。

4 パターン認識

カオスの真っただ中にある人が自己組織化を促進するために必要なことは、その人が、自分自身に目を向け、自分が苦しんでいる意味をとらえて洞察することであると言う。ニューマンは、この最も重要な作業を、〈パターン認識〉と呼んでいる。パターン認識は、人が古いルールから解き放たれて、新しいルールを見いだしていく転機のキーポイントとなるため、理論の中核をなす概念に位置づけられている。

〈パターン認識〉という言葉は、日本人にとっては馴染みのない言葉である。「自分自身のありようを認識すること」や、「自分自身を見つめて、自分をよく知ること」であると説明されるが、理解しにくい概念であるため、もう少し説明を加えたい。ニューマンの言う〈パターン〉とは、日本語でよく用いる、〈行動パターン〉などといった形式をあらわす意味合いとは異なる。「その人と環境との相互作用のありよう」を意味し、特にそれは、人的環境（周囲の人々）との関係性に色濃く描き出されると言われる。

その人のパターンの理解を助けてくれるのが、本人と周囲の人々との関係図を描くことである。中心が本人で、周囲がかかわる人々であるとしよう。例えば、ニューマンの母親であれば、病気にかかる以前は、活動的で、地域

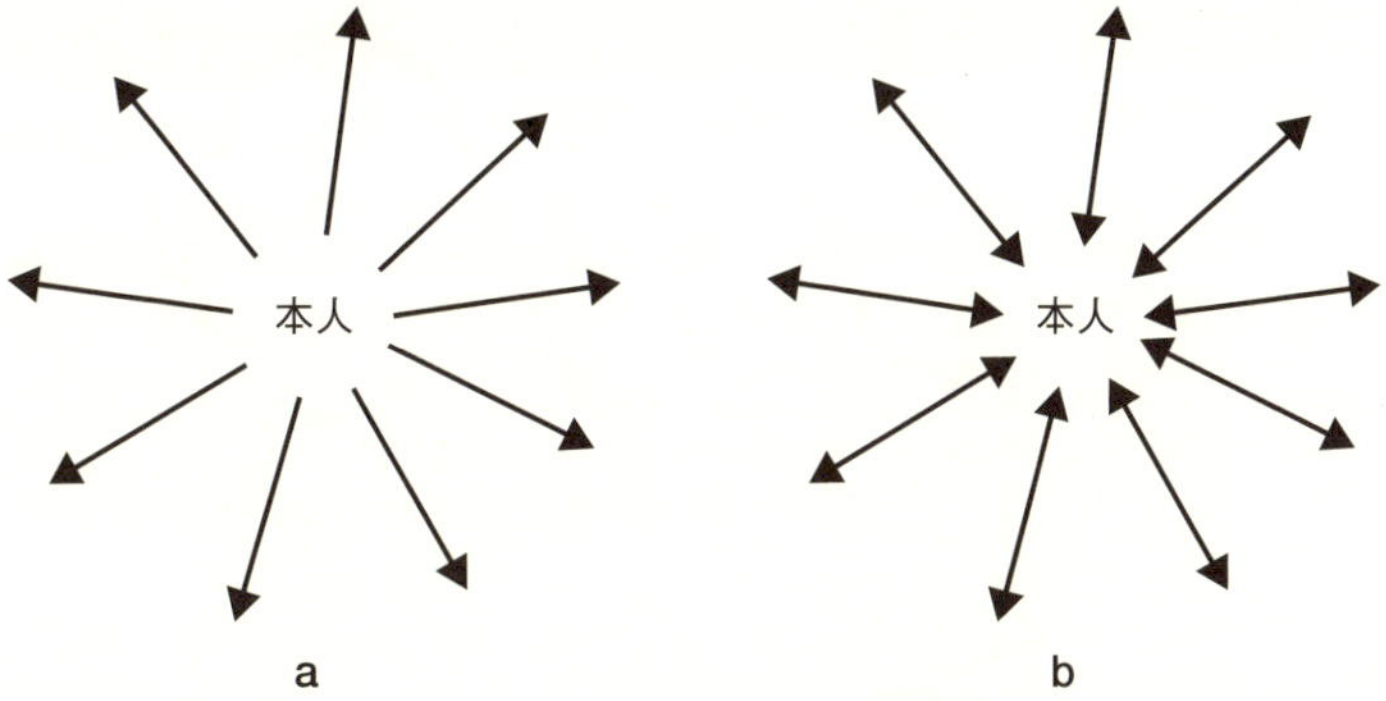

図２　本人と周囲の人との関係図の例

のさまざまな団体と結び付いて周囲を引っ張っていくような人であったそうである。そのころの、「母親と環境との相互作用のありよう」は、家族や地域の人々に積極的に働きかけていく、いわば、エネルギーを外へ外へと向けて生きるありようであり、関係図にすれば、図２ａのように、矢印が一方的に外に向くようなパターンに見える。

一方、病気になってからは、娘をはじめ、家族や周囲のケアを全面的に受ける立場になった。けれども、受けるばかりではなく、寝たきりであっても、家族に愛情をたっぷりと注ぎ、相互交流を通して共に大切な時間を刻むありようへと変化した。関係図にすれば、図２ｂのように、双方向に矢印が向くようなパターンに見える。〈パターン認識〉とは、このように、パターンの持つ意味を理解することである。

図３は、海の表面にあらわれた波頭をあらわしており、私たちの目に見えるものである。患者が発する情報、すなわち波頭として見えるものは、その人のパターン、すなわち、環境との相互作用のありようが反映して表面に開示しているものである。例えば、身体が自由に動かなくなった母親が、怒りや悲しみを表現したとする。その行為は、この波の下の海の部分に潜む、母親のパターンが反映したものだととらえるのである。すると、身体活動的で、いつもエネルギーを外に向けて動いてきた母親にとって、身体

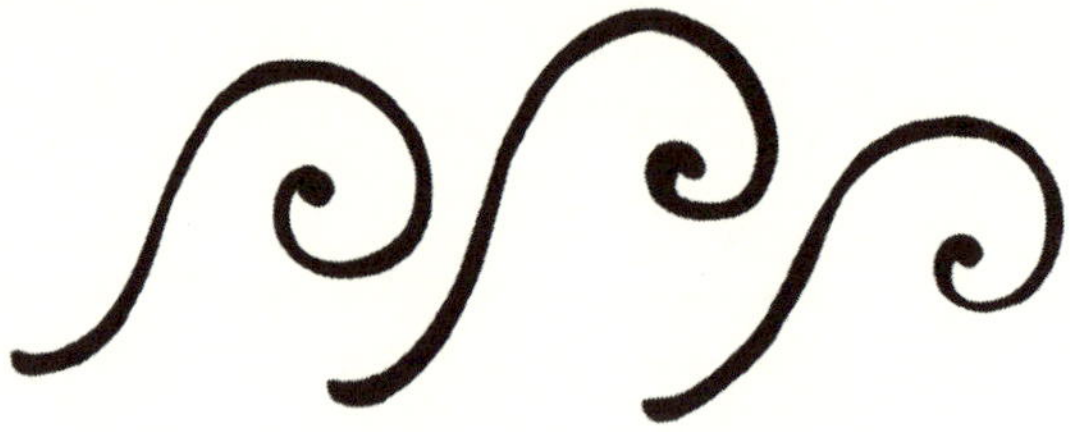

図3　目に見えるものとその奥に潜むもの

が思いどおりに動かせなくなった状況は、周囲とのつながりや交流が狭められ、苛立《いらだ》ちや無念さでいっぱいになるに違いない、というように、怒りや悲しみという行為の意味について理解が進む。私たちは、しばしば、患者が苦しむ姿を見て、何とかしなければと頭を悩ますが、ニューマン理論のもとでは、援助者の関心は、波頭に見える情報だけでなく、その奥に潜む、その人のパターンに向かう。このような考えに基づけば、患者が表現するスピリチュアルペインも、その人のパターンの反映として、意味を理解することが可能となる。

5　患者と看護師のパートナーシップ

人は、どんなに苦しい病の体験の中にあっても、ケアする人との相互交流を通して自分のパターンを見つめ、そのパターンが映し出している意味を見いだすことができるならば、そこから洞察を得て、今までの自分を超えて成長・進化するというのがニューマン理論のエッセンスである。しかし、カオスの中にいる患者が自分のパターンを認識するのは容易ではない。ニューマンは、このときこそ、患者の豊かな環境となる看護師が必要であると言い、看護師の第一義的な責任は、「困難な状況の中にあってもなお成長・成熟するために、人々が自分の内部の力を認識し活用するように支援することである」[7]と述べている。

看護師は、苦しんでいる患者が少しでも楽になれるように、例えば、痛みを緩和したり、悲しみを癒やしたりすることに力を注ぐが、それだけでは足りないということである。私たちの目にとまる、波頭（図3）に対してケア

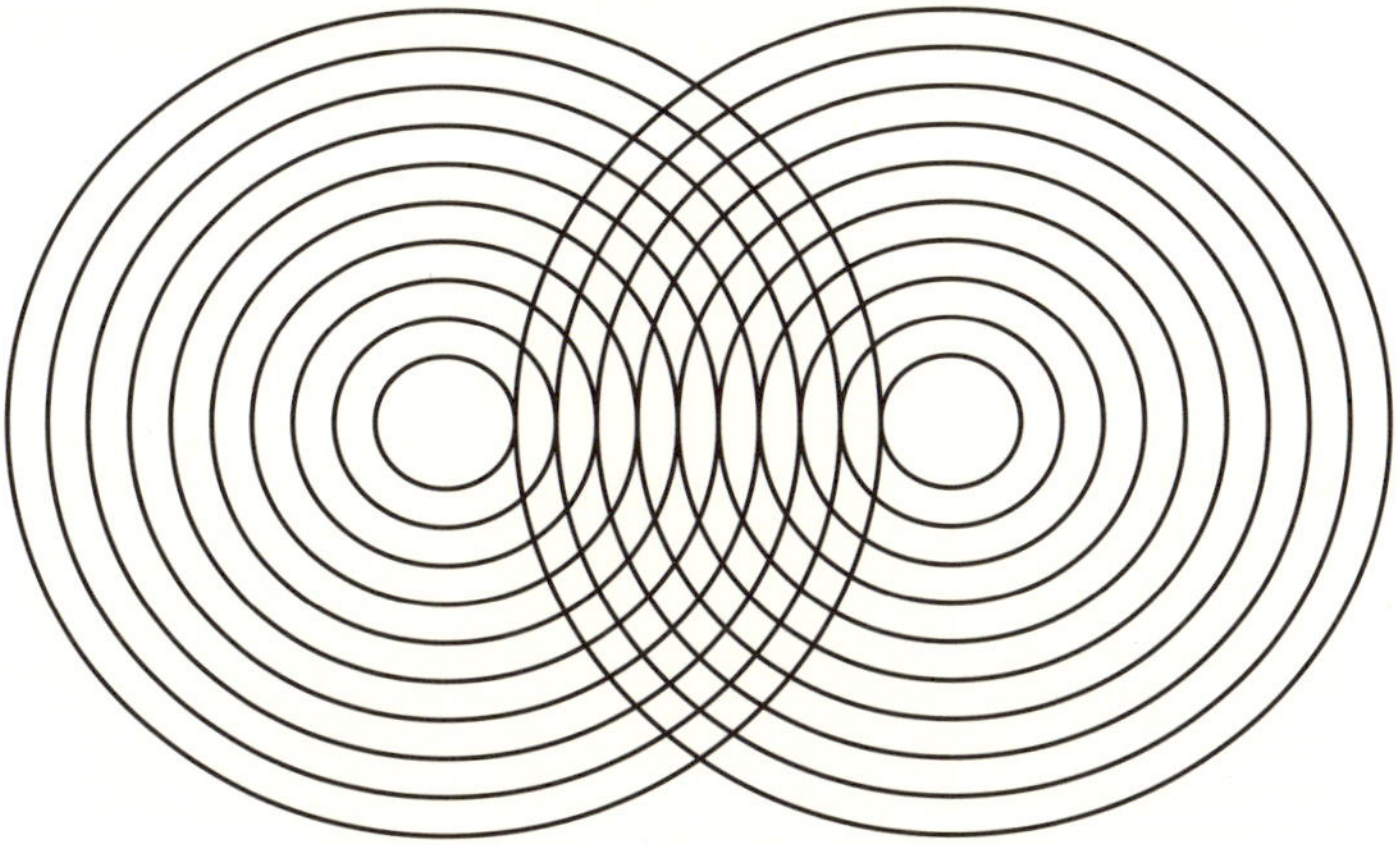

図4　パートナーシップのあり方

するだけでなく、波頭の奥にあるパターンにその人自身が気づき、新しい生き方を見いだしていくことができるように支援する必要があると言うのだ。

そのような支援のあり方は、〈パートナーシップ〉であると言う。[8] ニューマンは、池の中に二つの小石を投じたときにできる二つの波紋を想像してみるように勧めている（図4）。二つの波紋は大きく輪を描いて拡大してぶつかり、お互いの波紋は重なり合って、相手の一部となり、やがて一つの大きな波紋となる。つまり、カオスに陥っている患者と、苦しいときにこそ、人はそのピンチをチャンスに変える力を持っている、たとえ死を前にしても成長・進化すると信じている看護師の相互作用を通して、新しい何かが生まれることが、パートナーシップの重要な意味である。どちらが力の上でまさるということはない。一方が変われば、他方も影響されて変わり、両者で成長・進化するという関係性である。

6　パートナーシップに基づくケアのプロセス

具体的なケアの方法として、患者と看護師の〈パートナーシッ

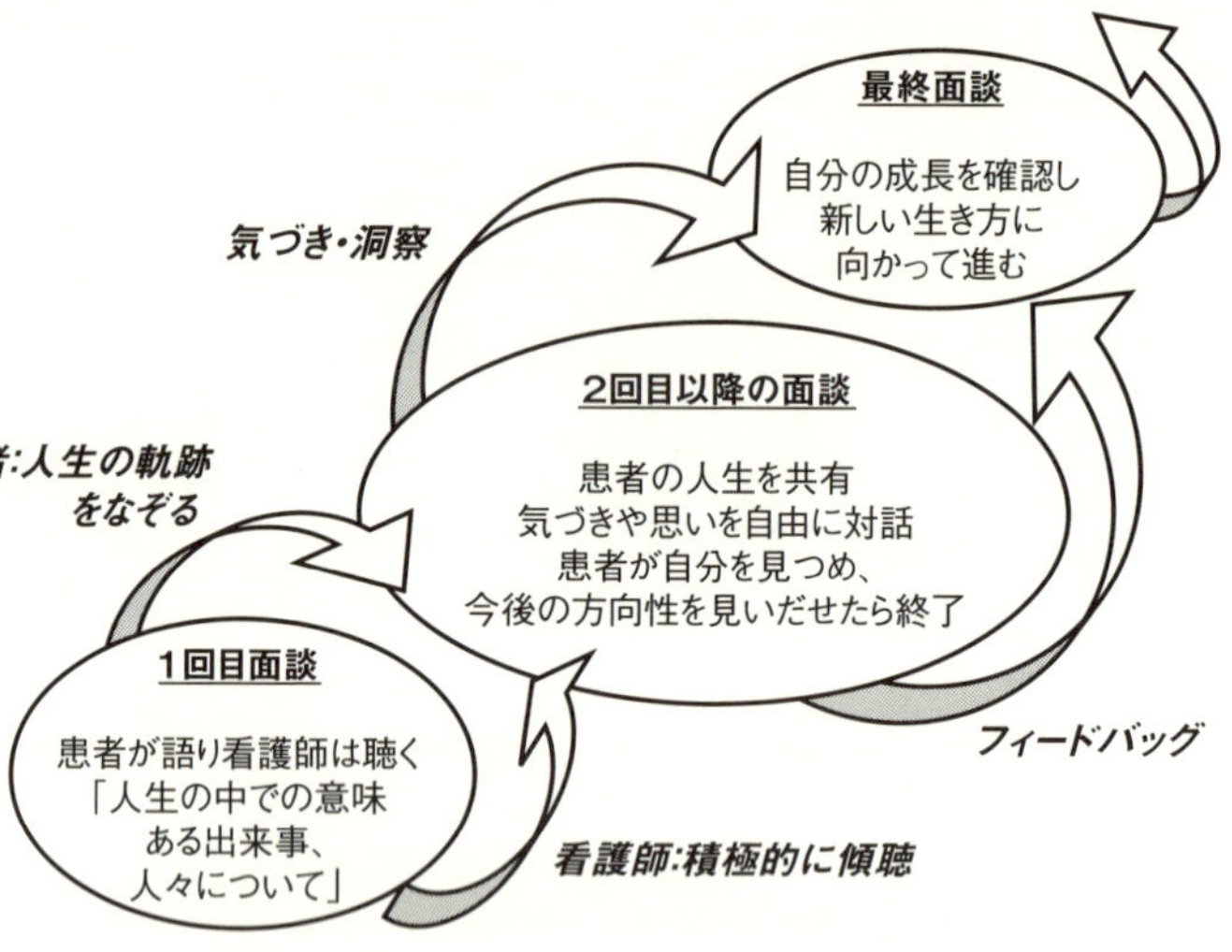

図5　パートナーシップのケアのプロセス

プによる対話のプロセス〉が提案されている。[9] 図5は、プロセスの概要をあらわしたものである。

まず、カオスに陥っている患者に、看護師が十分なケアリングとともにパートナーシップに誘う。「私はあなたが気がかりです」という'I care you'の精神を表明し、「これからの方向性を一緒に見つけましょう。パートナーシップを組んで進みましょう」と心を込めて対話の目的（意味）を伝え、患者とパートナーになることを約束する。

一回目の面談では、「人生の中での意味ある出来事や人々について」語ってもらう。その人にとっての〈意味ある〉ことには、その人のパターン（その人と環境との相互作用のありよう）がありありと映し出されるからである。看護師は、積極的に患者の語りを聴き、患者自身が人生の軌跡をなぞり、そこに患者のパターンが開示してくることを支援する。

二回目以降の面談は、〈患者のパターン認識を促す対話〉である。一回目面談での〈意味ある語り〉の内容を、患者にフィードバッグすることから始める。その際、本人と周囲の人との関係図（三三頁の図6参照）を描いて見せながら行うことも有用である。フィードバッグの後は、さらに気づきや思いを自由に対話する。大事なことは、患者にとって意味ある生き方が対話の中に映し出され、その人がこれまでの自分のパターンに目を向けることである。患者が自分自身を見つめ、洞察を進め、今後の方向性を見いだして安定感を得るまで、面談を繰り返す。

最後は、患者が自分自身に生まれた変化を認識し、その意味をつかめるように、変化のプロセスをたどってフィードバッグする最終面談の機会をつくる。自己の成長を認識すると、患者は、これからに向けて希望を語ってくれるようになるだろう。

これらのプロセスにおいて、看護師は、患者のために何かをする（doing）ことからいったん離れ、人間に備わっている自己組織化の力を信じて患者との関係性に踏み込み、その人全体を理解しようとして寄り添う（being）のである。

四　死に直面して窮地に陥った患者と看護師のパートナーシップの実践例

ニューマン理論を学び、私は心から自由になった。同時に、それまで自分が苦しんでいた意味がわかり、はっとした。私は、人間の〈死〉という部分を切り取って特別なことのように感じ、死にゆく人とかかわることを恐れていた。何か特別なことをしなければならない、苦しむ患者に何か良い答えを出さなければならないという思いに縛られ、それができないことにもがき、苦しんでいたのであった。

死は人生の一部であり、自然な現象であること、死にゆくことも意味深い健康のプロセスであることを認識したとき、私はその縛りから解放された。どんなに苦しい状況に陥っても、たとえ死が間近に迫っていたとしても、人間には自己を組織化する潜在力が備わっている。最後まで生き抜く力はその人が持っている。私はそこにパートナーとなって存在すればよいのだとわかると、すっと力が抜けて不思議なくらい自由になったのである。死に直面して苦しむ患者とのかかわりは、私にとって、心を開いて自己を投入できる最も大切なものへと変わっていった。患者と私のパートナーシップの実践の一例を紹介したい。

(1) 窮地に陥っていたAさん

Aさんは、半年前に食道がんと診断された六十代の男性であった。がんが見つかったときには、すでにがんが気管支に浸潤し、肺やリンパ節への転移も見つかったため、手術は不可能な状態であった。三カ月間の化学療法と放射線療法を終え、やっと食事がとれるようになって退院したが、がんの勢いは止まるところを知らなかった。退院から四日後、Aさんは、食道が狭窄し、唾液すら喉を通らない状態になって再入院してきた。

Aさんは、妻との間に一人娘をもうけた後、まもなく離婚し、娘は里子に出して長年ひとり暮らしをしていた。定職は持たず、麻雀やパチンコで生計を立てて生きてきた。ギャンブルと、毎日のたばこ四箱、焼酎一升が生きがいであったという。娘と最小限の連絡はとっていたものの、深い付き合いはなく、事務的に必要な時以外、娘が病院に見舞いに来ることはなかった。

（2）Aさんと私のパートナーシップのプロセス

Aさんと私のかかわりは、三カ月に及んだ。四つの局面に分けてそのプロセスを紹介したい。

局面1　Aさんとのパートナーシップの構築

再入院し、すぐに点滴を挿入されたAさんは、常に苛々した様子で、ベッドサイドにやって来る医師や看護師に当たり散らした。日に日にAさんの言動や態度は激しさを増し、点滴スタンドを蹴飛ばして看護師にぶつけたりするようになった。Aさんが、退院からたった四日で再入院となったことで揺れ動いているだろうことは、誰もが察していたものの、暴力的なAさんの側へ行くのは怖く、「すぐカッとなって怒鳴りつける難しい患者」と言って、みなAさんを避けるようになっていった。私は、このままではAさんがさらに孤立し、苦しみが増していくように思い、気になって傍らに行くことにした。

私　　「どんなことが一番きついかしら?」

Aさん　「眠れない……」

私　　「まずは眠れるようにお手伝いしましょう」

私は、毎日、Aさんのもとへ行って全身のマッサージをするようになった。Aさんは、苛々した様子で何も話すことはなかったが、マッサージを拒むことはなく、次第に深く眠れるようになっていった。そんなある日、Aさんが自ら口を開いた。

Aさん　「何で俺がこんな目に合うんだ!!　たまらないよ!」

Aさんが、苦しみを打ち明けてくれたのは初めてのことであった。私は、Aさんが古いルールの中ではうまく事が運ばなくなり、カオスに陥っていることを、このときはっきりと感じ、Aさんをパートナーシップの対話に誘うことにした。私の誘いに戸惑いながらも、Aさんは自分の話をする機会を喜んだ。一回目の面談では、「人生における意味ある出来事や人々のことをお話しください」という私の問いかけに対して、孤独に育ったことを語り始めた。

Aさん　「……小さいときからずっと一人……お袋も……みんな心が冷たかった、子供が生まれたときも会いに来なかった、「知らない!」って（涙）……このときから、全部捨てたんだ。自分の好きなように生きるって決めて勝負ばかり始めた……勝つか負けるか白か黒、勝たないと意味がない。」

Aさんの目に涙があふれ、私は手を握って一緒に涙を流した。同時に、私にはAさんが苛々する意味がよくわかり、「毎日、本当によくがんばっていますね」と言うと、Aさんは、「でしょう!」と満足そうな笑顔を見せた。

面談のあと、私はAさんの人生パターンを整理した。Aさんを中心に、周りの人との関係のパターンをあらわしてみると（図6）、里子に出され、孤独に過ごした子供時代、娘が生まれたが、家族から無視され、妻も出て行き、

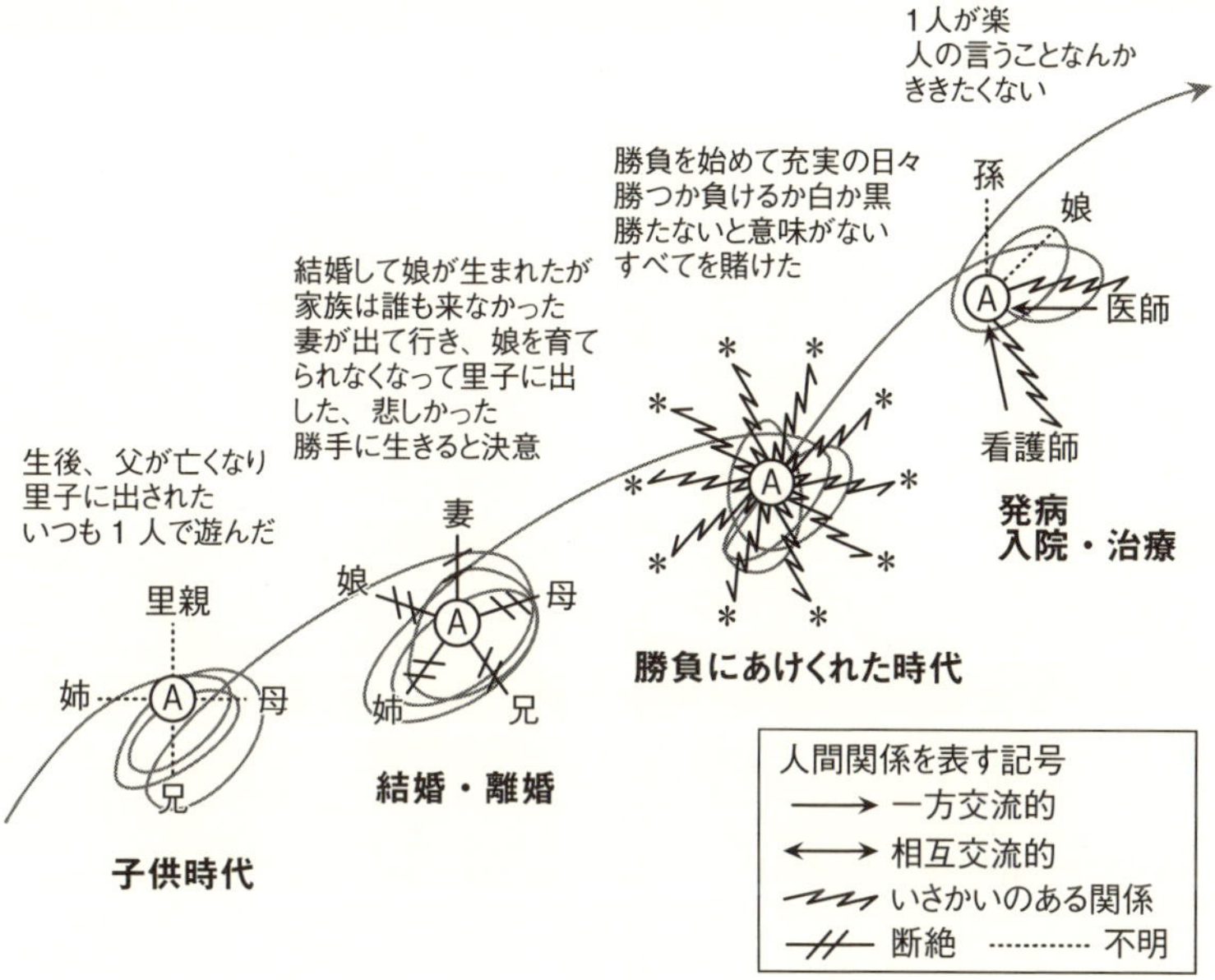
1人が楽
人の言うことなんか
ききたくない
勝負を始めて充実の日々
勝つか負けるか白か黒
勝たないと意味がない
すべてを賭けた
結婚して娘が生まれたが
家族は誰も来なかった
妻が出て行き、娘を育て
られなくなって里子に出
した、悲しかった
勝手に生きると決意
生後、父が亡くなり
里子に出された
いつも1人で遊んだ
里親
姉
A
母
兄
子供時代
妻
娘
母
A
姉
兄
結婚・離婚
A
勝負にあけくれた時代
孫
娘
A
医師
看護師
発病
入院・治療
人間関係を表す記号
一方交流的
相互交流的
いさかいのある関係
断絶
不明

図6　Aさんの人生パターン図

どうしようもなくなって娘を里子に出し、すべてを捨てて一人になった青年時代、一転して勝負の世界に入り、勝つことに意味を見いだして生きた勝負士時代、発病・入院し、医師や看護師のかかわりをはねのけ、いさかいを生じている今という、Aさんの〈孤独と戦いの人生パターン〉が浮かび上がった。

局面2　Aさんのパターン認識——古いルールからの解放

Aさんの病状はさらに悪化し、がんが食道を突き破り、隣接する気管に孔が開いた状態になった。真実を知らされたAさんは、私につかみかかってきた。

Aさん　「こんなに我慢して、何でこんな目に合う！　もう死ぬしかない！　もう終わりじゃないか！」

私　「そんな話を聞いて怖かったでしょう。我慢しなくてよいのです、一人じゃないのですから。」

呼吸を荒げて私の胸ぐらをつかむAさんの手を包み込んでそう伝えると、Aさんは「こうしていたって死を待つだけ……死んでしまう」と、肩を震わせて泣いた。しばらくして、Aさんは涙を拭き、死んでもいいから、遠方の病院に転院して治療を受けたいと打ち明けた。

私　「Aさん、勝負を賭けに行くのですね？」

Aさん　「そう、勝負だ。勝負をしないで死ぬわけにはいかない、白黒つけたい。行かせてくれ。」

Aさんは、たとえ体力が尽きても行かずにはいられないと真剣な眼差しで言った。Aさんの体力ではそれが困難であると判断しながらも、「勝たなければ意味がない」Aさんにとって、そうせざるをえないことが私にはよく理解でき、Aさんの思いを医療スタッフに伝え、相談することを約束した。

Aさん　「わかってくれるの？……何でこんなにしてくれる？」

私　「私はAさんのパートナーです。一緒に乗り越えましょう。」

医療スタッフはみな、難色を示した。しかし、Aさんの思いは変わることがなく、話し合った末、急ぎ転院準備が進められた。Aさんには、「治療して生きたい」ということと「死んでも自分らしさを貫きたい」という矛盾が生じていると判断した私は、今までの生き方を貫こうとしてもうまく事が運ばない窮地の状況は、ニューマンが言う自己組織化の真っ最中であり、今がAさんの成長のチャンスなのだととらえた。そして、今こそAさんが自分自身を見つめて新しい生き方を見いだすことを支援する二回目の面談に踏み切る時だと決断した。

二回目の面談で、私はAさんの人生パターンの図を見せながら、勝たなければならない、負けるはずがない、というAさんの人生には、人との関係性が見えなかったことを伝えた。Aさんはしばらく考えて口を開いた。

Aさん　「俺は人に関心がなかった……勝負をするのに人とつながっていたら生きていけなかった。」

私　「これからも、そうして生きていきますか?」

Aさん　「今の自分は自力では生きられない……自分は自分の役で生きないといけない……助けを借りないとな……これからは違う……突っ張った生き方はもうやめる……病気になったのも俺の人生、川の流れにそって生きる……白黒つけなくてもいい、中間でもいいいんだな。」

私は、Aさんが自分のパターンに気づいたのだと直感したと同時に、Aさんが人生で大切にしてきたものを手放そうとしていることに驚き、「勝負が命だったのに、それでよいのですか?」と問うた。Aさんはきっぱりと、「今はもう勝負時じゃない」と答え、古いルールを捨てて、新しいルールで生きようという意志をあらわした。Aさんは、これからの自分の生き方について希望を語るようになり、転院しても無理をせずに治療を受けて、またここに帰って来られるようにと、疎遠であった娘に初めて自ら援助を頼み、転院していった。

Ａさん　「勝つためではなく、生きるために行ってくる。必ず帰ってくるから、待っていてほしい。」

私　「Ａさんは私のパートナーです。忘れることはありません。」

局面３　新しいルールのもとでいまを生きる

転院先から戻ってきたＡさんは、憔悴しきっていた。浅い呼吸を小刻みに繰り返し、「もう…極限までいった」と言うＡさんに、私は、「一緒に生きる力を取り戻そう」と、三回目の面談に誘った。二回目の面談でのＡさんの気づきをフィードバックすると、Ａさんは静かに聴き、涙を溜めて言った。

Ａさん　「そうだったな……終わりじゃない。次の人生、白黒させなくていいんだな……こんなふうに人との関係を持ったことがなかった。人の温もりってあるんだね……勝負のない生き方も捨てたもんじゃない。」

Ａさんは顔を上げ、あらためて生きることに向かうようになった。しかし、さらに病状が悪化し、酸素やドレーンがつき、医師から、手の施しようがないと言われたときは、「殴ってやる！」と細くなった腕に力を入れ、声を震わせた。私は手をとって静かに傍らに座った。

Ａさん　「どうしよう、どうしたらいいと思う？」

私　「Ａさんが今、こうして生きていることをすごく大切に思う。」

Aさんは、声をあげてしばらく泣きじゃくった。

Aさん　「もう戦わなくていい、勝ちも負けもいらない。勝負をやめてから人生が変わった。」

Aさんは、自分の死に向けて準備を始めた。娘と孫を呼び、自分の死後について伝えておくべきことを話した日、ほっとした表情で言った。

Aさん　「……俺はあの娘を捨てて今まで悔やんだけど、病気になって関係が深くなった。病気は悪いことばかりじゃない。家に帰れなくても幸せ、不思議だな。」

私　「Aさんが変わったから……進歩しているからではありませんか？」

Aさん　「自分でも落ち着いてきたと思う。進歩は穏やかになることなんじゃないかな。」

Aさんは、自ら死後の話をするようになり、時には一緒に極楽のイメージを語り合った。Aさんは、「もうしばらくここで一生懸命生きる」と言い、「何も遺すものがないなあ……ああ、歌を遺そうか！」と、自分が生きた証しを遺すことを思いついた。歌を練習するようになると、Aさんを避けていた看護師らの声かけが増え、「もっと頼ってくださいよ」との言葉には、Aさんはどうしようもないほど喜んだ。Aさんは少しずつ新しいルールのもとで、いまを生きるように変化していった。

局面4　納得と満足の中ですべてが調和

他の看護師らが頻繁にAさんの部屋を訪れるようになると、Aさんは嬉しそうに、「俺みたいな人のことをどうして？」と疑問を投げかけてきた。

私　「私たちが応援したいのは病気が治る人だけじゃない。毎日を一生懸命生きていることを応援したい。」

Aさん　「病気があることって、情けないことではないね。人生は進歩だね。」

私は、声をうまく出すことすらできなくなったAさんの死が、そう遠くはないことを予感した。そして、Aさんとこれまでの変化を共有することで、人生の統合の機会となるように、最後まで生き抜く力となるようにと願い、入院してからこれまでの変化の過程を分かち合う、最終面談を準備した。うっすらと目を開けて微笑むAさんに、私はAさんの人生を大切に思いながら、苛々していたころから、新しい生き方へ向かい、生きる力が湧き、やがて心配や不安から解放されてきた今までのことを、ゆっくりとたどって語りかけた。

私　「どんどん進歩していますね。」

Aさん　「なんだろう…人生って……ずっと思ってきた……今は全部幸せに感じる……自然に帰っていくみたい……。」

Aさんの頬に伝う涙を拭いながら、私は目を見つめてうなずいた。その後、Aさんは私の出張中に亡くなった。

「皆がついているから大丈夫」と、Aさんは看護師らを頼り、看護師らはAさんと娘に寄り添った。娘は父を大切にケアし、最後はお気に入りのスーツを着て旅立ったことを知らせてくれた。私は、Aさんと他者との関係が最後まで広がり、すべてが納得と満足のうちにひとつになったことを感じて安堵し、Aさんとのパートナーシップに終止符を打った。

五　死の苦しみからの解放を支えるケアの実践

Aさんの変容のプロセスをもとに、死の苦しみからの解放と、それを支えるケアについて考えてみたい。治療が効かなくなったことを知り、怒りに満ちあふれていたAさんは、まさに死の苦しみに直面していたと言えるだろう。そのとき、看護師が傍らに行き、パートナーシップの関係を結んだ。そして、Aさんの苦しみ、すなわち、「こんなはずではなかった。勝たなければならない」という、古いルールがうまく働かなくなったカオスの状況にあるときに、Aさんと対話し、Aさん自身が、「勝負という過去に縛られて、人との関係性を断ち、孤独に生きている自分」に気づく、パターン認識の機会をつくった。Aさんは、今という現実を生きる自分を見つめて洞察を進め、「白黒つけなくてもいいんだ。周りの助けを求めていこう」と新しい生き方を見いだし、苦しみから解放されていった。さらに、新しい生き方への進化こそが健康であり、〈いまを生きる〉ことが大切であるという看護師の見方が、Aさんに浸透し、「病気があることは情けないことではなく、人生は進歩である」という価値観が生まれ、Aさんは過去ではなく、いまを生きるように変化していったと言えるだろう。このようなAさんの変化は、周囲の関係する人々に波及し、最後は、すべての環境と調和し、幸せのうちに死を遂げるに至った。

パートナーシップのケアは、〈死の苦しみからの解放〉だけを目指して行ったものではないが、Aさんは、「勝たなければならない」という古いルールを手放して、人との関係に身をゆだね、自分の命さえも自然の営みの中にゆだねるという、人間としての成長に巻き込まれるかたちで、死の苦しみから解放されていったと言える。ニューマン理論に基づけば、〈死の苦しみ〉というスピリチュアルペインのあらわれは〈波頭〉であって、その奥に潜むパターンにその人自身が気づくことに、苦しみからの解放の鍵がある。スピリチュアルケアの核心も、このパターン認識の支援にあるのではないかと、私は考えている。

言い換えれば、ニューマン理論の観点からは、〈死の苦しみからの解放を支えるケア〉は、その人自身の人間成長を目指したケアに包含される。このようなケアの実践において大切なこととは、どのようなことであろうか。まず、「どんなに死と直面して苦しんでいようとも、人間として成長・進化する力はその人の中にある」という見方を持ち、それを信じることである。ケアの焦点は、苦しむ人の何かを変えようと操作することではなく、その人の内に潜む力が発揮され、その人自身の力で変わっていくプロセスを支援することである。ニューマンは、「人生は拡張する意識のプロセスである」[10]と述べている。このような人間観が援助者に浸透しているならば、死の苦しみの真っただ中にある人と共に在るプロセスは、創造的で拡張的なものとなる。

次に、「窮地は成長のチャンスである」という見方を持ってかかわることである。そうするならば、患者が苦しむ姿は、必死に自己を組織化する姿に映る。そして、患者が自分を見つめ、新しい生き方を獲得するまで、忍耐強く寄り添うことができる。最も重要なポイントは、患者が「自分自身とは何か?」ということに思いが至ることである。その際、患者の表現には、「何か意味があるはずだ」と思ってかかわることで、怒りや悲しみの奥に潜む意味、つまり、波頭の奥にあるパターンが浮き彫りとなり、患者とそれを分かち合うことができる。またこれらを通して、看護師には患者の理解が深まり、患者には看護師の価値観が浸透し、共に〈いまを生きる〉ことを大切にすることができるようになる。

このようなパートナーシップのプロセスは、看護師にとってもかけがえのない体験であり、人間として、また援助者としての成長をもたらしてくれる。そのことに感謝し、心を開いて相互作用に身をゆだねたとき、何か気のいたことを言わなければならない、何か良いことをしなければならない、というとらわれから解放され、ありのままに患者に寄り添うことができる。「あなたの真実の核心に立ちなさい（Stand in the center of your truth.）」[11]というニューマンの言葉を、私は常に自分の心に置いている。苦しみの中にあるその人を、何としても助けたいと思う真実の気持ちに立ち返れば、自分をコントロールしているものから解き放たれて、相手との関係性に踏み込むことができる。パートナーシップのケアは、このことを外すと成り立たないと確信している。

六　おわりに

病を、治癒や回復させるべき問題ととらえ、それを排除することが最も重要であるとするパラダイムに立つならば、死の苦しみに瀕した患者は、避けられない現実の中で、自分らしさを奪われた姿に映るだろう。しかし、ニューマン理論のパラダイムに拠って立つとき、患者の苦しみの意味は、死の瞬間まで人間として成長しようとする姿に転換する。

「傷つきやすさ、苦悩、病、死は、私たちを貶《おとし》めはしない、私たちを貶めるのは、このような経験に近づかないようにして自分を守ろうとすることである。必要なのは、解き放ち、自らの経験を包みこみ、次第に広がりゆく意識の拡張を認めることなのである」[12]と、ニューマンは述べている。死を、知らず知らずのうちに、〈よくないもの〉、あるいは〈避けたいもの〉と認識してはいないだろうか。〈死の苦しみからの解放〉のケアに携わる私たちのパラダイムシフトから、新しいスピリチュアルケアが生み出されるように思う。

注

（1）Newman, M. A., *Health as expanding consciousness.* 2nd Ed. New York: NLN/Jones & Bartlett Publication, 1994. マーガレット・A・ニューマン『マーガレット・ニューマン看護論――拡張する意識としての健康』、手島恵訳、医学書院、一九九五年。

（2）Newman, M.A., *Transforming presence: The difference that nursing makes.* Philadelphia: F.A. Davis Company, 2008. 『マーガレット・ニューマン　変容を生みだすナースの寄り添い――看護が創りだすちがい』遠藤惠美子監訳、ニューマン理論・研究・実践研究会訳、医学書院、二〇〇九年、一頁。

（3）ニューマン『マーガレット・ニューマン看護論』、xx頁。

（4）Rogers, M.E., An introduction to the theoretical basis of nursing, F.A. Davis, 1970. Martha E. Rogers『ロジャーズ看護論』、樋口康子、中西睦子訳、医学書院、一九七九年。

（5）ニューマン『マーガレット・ニューマン看護論』、二七―四一頁を参照。

（6）同上書、一―一一頁を参照。

（7）ニューマン『マーガレット・ニューマン　変容を生みだすナースの寄り添い』、六頁。

（8）ニューマン『マーガレット・ニューマン看護論』、八三―一〇一頁。

(9) ニューマン『マーガレット・ニューマン　変容を生みだすナースの寄り添い』、一一五―一一八頁。
(10) 同上書、三頁。
(11) ニューマン『マーガレット・ニューマン看護論』、九三頁。
(12) 同上書、一二四頁。

スピリチュアルペインとそのケアへ医療者としてどう向き合うか

原　敬

一　はじめに

終末期臨床におけるスピリチュアルケアの重要性が叫ばれて久しい。しかし、スピリチュアルケアは曖昧でわかりにくく、あるいは宗教的ケアと同一視され、一般臨床では実践が困難だと考えられているように見える。それゆえ、臨床の現場では、ときに、スピリチュアルペインそのものがなかったことにされ、そこで苦しむ人は無意味・無価値・虚無・孤独の中に遺棄される。目の前で苦しむ相手の姿は、それを和らげることのできない自分自身の苦しみとなって迫ってくる。相手に向き合おうとすればするほど自分自身の苦しみが際立つ。私自身の臨床を振り返ってみても、スピリチュアルペインに苦しむ患者・家族を前にして、どのように応じたものかがわからずに戸惑い悩んだことが思い出される。

自分の苦しみから目をそらすために見いだしたのは、さしあたり自分に〈できること〉そして〈してあげられること〉へ逃げ込むことであった。身体症状を観察分析し、「除去・修復・補い」という操作的方法によってとりあえず向き合うことのできる（こちらが対処できそうな）苦痛にだけ向き合おうとしたのである。だから、身体的疼痛を訴えない相手には逆に向き合うすべがなかった。それゆえ、身体的疼痛のない無症状の（例えば早期の）がん患者の苦しみには、完治を目指す治療的対応以外にどのように向き合ったものかが一向につかめないままだったのである。当時の自分が担当した患者は、無意味・無価値・虚無・空虚・孤独の中でひとり苦しんでいたに違いないと思えるのである。

「スピリチュアルペインとそのケアに医療者としてどう向き合うか？」という問いを正面から見られるようになったのは、自分自身のこの苦しみのありかに気づいたことと、ちょうどその時期に京都ノートルダム女子大学特任教授（当時は東海大学人間科学部教授）の村田久行先生から直接指導を受ける機会に恵まれ、今日まで十年以上にわたり教えを受け続けられたからと考えている。二十年以上在籍した消化器外科からがん治療現場の緩和ケア診療科への移籍に専従として踏み切れたのも、スピリチュアルペインへの向き合い方の端緒を実践としてつかめたと思えたからである。

筆者は、村田先生に教えていただき学んだ理論に基づいて、外科診療と緩和ケア診療としてスピリチュアルケアを実践してきた。本稿では、筆者自身が理解し、群馬県利根中央病院と、さいたま赤十字病院の緩和ケアチームの仲間とともに診療の中で実践し、その理論を検証してきたスピリチュアルケアを述べたいと思う。

二　スピリチュアルペイン

スピリチュアルケアとは、終末期患者のスピリチュアルペインを和らげ軽くし、なくすることによる生きる意味への援助である。[1] こう考えると、曖昧でわかりにくいと言われるスピリチュアルケアが明確でわかりやすいものになる。概念化は言語を通じて行われ、それがわれわれの認識を支えるからである。

スピリチュアルペインは「自己の存在と意味の消滅から生じる苦痛」であり、生きることの無意味・無価値・虚無・孤独・空虚などとして表出される。[2] しかし、これらの苦痛をわれわれは見ることもこの手で触れることもできない。無意味も孤独も実在の事物ではないからである。そこでわれわれは現象学的アプローチを援用する。つまり、終末期の生が患者にどのようなものとしてあらわれているか、死に臨む患者の意識の志向性に応じて、世界と他者と自己の存在と意味が患者にどのように現出しているかを問うのである。ここで重要なことは、患者自身から言ってもらわなければ患者自身が体験している苦痛をわれわれは知ることができないことである。援助的コミュニケーション[3]によって、わかってくれる人として患者から選ばれなければ、患者が苦しんでいることを知ることすらできない。スピリチュアルケアの実践には援助的コミュニケーションの習得が不可欠である。

コミュニケーションには、情報提供を目的としたコミュニケーション、情報収集を目的としたコミュニケーションがあるとされるが、援助的コミュニケーションは情報のやりとりそのものを目的としないコミュニケーションである。コミュニケーションすることによって、話し手が苦しみを親身に聴こうとする相手に信頼を寄せ安心するコミュニケーションをいう。[4] この信頼の関係性に基づいて、関係の力に支えられて患者は自らの苦しみを語り出す。そして、その苦しみの核心に患者自らが気づき、語っている自分自身に納得するのである。

「動きたいけど動けない。こんな身体じゃ家に帰っても仕方がない。少しでも良くなる望みがあるならいいけど、がんばっても変わらない。結局このまま死ぬのを待ってるだけだ。目標がないのはつらいもんだ」と言う患者は、将来の喪失と現在の生の無意味を苦しんでいる。この患者の意識の志向性は「死」に向けられている。死に向けられた意識の志向性は、反転して現在の生の無意味・無目的という苦しみ（スピリチュアルペイン）を生み出す。「目標がない」は将来の喪失であり、その中で生きることが死を待つだけと意味づけられ、患者には世界と自己が無意味と現出していることを示しているのである。

（1）スピリチュアルペインの構造

スピリチュアルペインの構造[5]を以下に示す。

【死】

〔時間存在である人間→将来を失う→現在の無意味・無目的〕

時間存在である人間は将来に向かって生きようとする。接近する死によって将来が失われると、将来の準備としてある現在の生の意味と目的を失う。現在の生が無意味・無目的として現出するのである。

【死】

〔関係存在である人間→他者との関係を失う→自己存在の意味の喪失・空虚・孤独〕

関係存在である人間は他者との関係によって自らの存在と意味が成立している。自己の存在と意味は他者から与えられているのである。死の接近によって他者との関係を失うことにより、自己存在の意味の喪失・空虚・

孤独として現出する。

【衰弱】

〈自律存在である人間→自立と生産性を失う→自己の無価値・無意味・依存・負担・無用〉

自律存在である人間の存在と意味は自立と生産性で支えられている。死の接近により衰弱が明らかになると、自立と生産性を失った患者の意識の志向性は自己存在の無価値・無意味・依存・負担・無用という苦しみ（スピリチュアルペイン）を生み出す。

このように、スピリチュアルペインは自己の存在と意味の消滅から生じる、生の無意味・無価値・無目的・虚無・孤独などの苦痛をいうのである。スピリチュアルペインを実践として理解するとは、例えば、身体の衰弱ゆえに思うように動けなくなった事実を、身体的な不便さや家族への生活上の負担といった単なる生活次元からとらえることを超えて、患者を生活者であると同時に存在と意味に支えられ決して他と交換することのできない〈このわたし〉を生きる人間として見ることである。時間・関係・自律の各次元を介した自己言及そのものがスピリチュアルペインを生み、同時にスピリチュアルケア指針の示唆を与えるものとして、患者の存在と意味をこの三次元から理解することが重要なのである。

（２）スピリチュアルペインの表出の具体例

実際のがん臨床ではスピリチュアルペインがどのように表出されるのであろうか。臨床における患者の訴えからスピリチュアルペインをアセスメントしてみたい。臨床現場の実情を振り返ることでスピリチュアルケアの実践への示唆を得ることができる、と考えるからである。

１　時間存在である人間

「こうして死を待つだけなら、いっそ早く終わりにしてほしい」。

――もう死を待っているだけの自分なのに今何をする意味があるのか?という叫びである。将来の喪失へ向けられた意識の志向性が、現在の生の無意味を生んでいるからである。私たちは、「死」や「早く終わりにしたい」という言葉自体に動揺することなく、患者が言わんとすること（苦しみのメッセージ）に耳を傾けたい。

「時間がない。でも何をしたらよいかがわからない。だから庭の草むしりを毎日している」。

――「残された時間を有意義に過ごしましょう」とわれわれはつい患者にアドバイスしてしまう。しかし、患者は何をすれば有意義になるかが見いだせないまま、目の前の庭の草をむしっている。この光景を思うとき切なさで胸がいっぱいになる。将来の喪失が現在の生に目的を与えないという時間存在である人間の存在のあり方ゆえの苦しみであることが実感されると同時に、ありきたりな慰めでは歯が立たない臨床の現実を射抜いてもいる。一方で、入院していても毎日が暇だと言う患者も決して少なくない。前述の草むしりに駆り立てられるような焦燥感は感じない。それは感じないが、テレビを観るなどといった日常の暇つぶしの提案もまた通用しない。暇なのではなく、現在の生に目的と意味が見いだせないからである。将来の喪失へ向けられた意識の志向性に応じて、現在の生が無意味・無目的と現出していることが苦しみ（スピリチュアルペイン）であり、私たちはそこに焦点を当ててかかわりたい。

「どうせ死んでいくだけなのに、いまさら褥瘡《じょくそう》の処置をなぜ毎日するんだろう？」。

——将来を失った自分にとって褥瘡の処置は意味をなさないと言っている。素朴な言葉であるだけに臨床現場の核心を鋭く突いていると思う。この処置は、生活の維持という生活次元あるいは治療という医療対応の次元では意味を持つ。しかし、存在と意味が消滅した人間にとって、スピリチュアルな次元からは無意味であると患者は言っている。現在の生そのものが無意味とあらわれているからである。現場では医療対応への拒絶がしばしば起こるが、そこにはスピリチュアルペインが潜んでいることが少なくない。医療拒否は、患者の医学的状況理解の不足から起こるとみなされ、実際に医療現場では医学的有効性（エビデンス）や必要性（適応）の説明や生活次元のサポートの工夫がしばしば行われるが、状況が好転するよりもますます滞ってしまうことのほうが多いように思うのである。

「早期がんって言われたけど不安でならない。仕事の合間にフッと不安がよぎり、心に冷たい風が吹く。いつまでこんな不安なままで生きていくのかって主治医に尋ねても、治癒率とかいう統計の数字を言われるだけ。看護師さんに言っても一緒にがんばりましょうって笑顔で優しく言われるだけ。所詮がんばるのは私ひとりだし、誰に言ってもどうせわかってもらえない」。

――健康診断でたまたま病気が発見されたがん患者の訴えである。がん疼痛などの症状はない。われわれはこの訴えにどのように応じたものだろうか。目の前の患者が治癒していくかどうかはわからない。医師も統計的な確からしさを情報提供することしかできない。実際にがんが治癒するかどうかは治療中にはわからないから、治癒率九九%という統計も患者の不安を払拭することはできないのである。医学的には完治が期待できる患者もスピリチュアルペインに苦しむ。がん患者として生きるということは、生の有限性の実感から将来の喪失の懸念と日常の生のあいだで翻弄され揺れつつ生きることだからである。たとえ身体的疼痛がなくても、がん治療の初期からスピリチュアルペインに対する積極的な援助を特に緩和ケアとしては考えたいと思う。

2　関係存在である人間

「孤独だ。こうしてひとりベッドで横になっていると生きている実感がない」。

――死は自己の消滅と同時に他者との関係の断絶、関係の消滅としてあらわれている。死によって患者は他者との関係を失い、自己の存在に支えを失う。他者との関係性に向けられた意識の志向性は、患者に自己存在の空虚、孤独、生の無意味という苦しみ（スピリチュアルペイン）を生み出すのである。医療者であるわれわれは、これが日常の生における寂しさではないことを理解しておかなくてはならない。

「娘が毎日病院に来てくれるからうれしい。けれど、会うと寂しくなるんです」。

――死の接近によって娘との別れを実感する。自分に存在と意味を与えている他者（娘）と会い、娘に支えられていることを実感すればするほど、関係存在である人間の存在と意味が消滅し、自己存在が無意味・孤独・空虚としてあらわれるのである。その結果、患者の生きる気力がますます削がれていってしまうに違いない。入院個室の提供や在宅ケアへの移行などによって、われわれは終末期患者に家族との時間を配慮しようとする。しかし、その配慮が果たして患者の苦しみを和らげることになるかどうかをいま一度吟味しなくてはならないと思うのである。

「先生も看護師さんも痛みはどうですか?って毎日毎日薬のことばかり。私には関心がないのだろうか?」。

——医療者の関心が身体的疼痛（がん疼痛）と薬物効果へ向けられていることが、自分自身への関心のなさと患者には映っているようだ。医療者自身の関心にだけ目を向け、患者の存在のあり方へ関心を示さずに、患者の苦しみにも耳を傾けようとしない医療者との関係が、患者の存在と意味を失わせることになるかもしれない。わかってくれる他者として医療者が患者の存在と意味を支えることは、信頼関係の基盤として重要なことであるとあらためて思うのである。

3　自律存在である人間

「動けないし、もう何の役にも立たない。周りに迷惑をかけてただ寝ている私はもう生きてる値打ちがない」。

——自律存在である人間の存在と意味は自立と生産性で成立している。「できること」、「何かの役に立つこと」、「使える人間でいること」である。自立（できること）を失うと生産性（役に立つこと）も失われ、生きるには他者への依存を余儀なくされ、自律も失われる。依存である生の無価値、他律である生の無意味というスピリチュアルペインに苦しむのである。独力で歩いてトイレへ行き排泄することができなくなると、誰かの手を借りて歩くか、オムツで用をたすしか選択の余地がなくなる。自由に歩けることは、都合の良いときに、そして他人に知られることなく独力でトイレへ行けることを保証しているが、これは自己決定を支える要素であることがわかる。つまり、自立が生産性の前提であり、自己決定（自律）をも保証しているということである。身体の衰弱によって自立が失われると、意識の志向性は自立・生産性の喪失へ向けられ、自己コントロールを失い、依存である生の無意味・無用、他律である生の無価値を苦しむのである。

自立を失った時期に在宅療養への移行を提案すると、家族への負担を理由に難色を示す患者は少なくない。このとき、在宅ケアのシステム整備を配慮するだけでは納得が得られない。連携の問題だけではなく、スピリチュアルペインへの関心を払うことが重要であると思う。

「転ぶと危ないからって看護師さんに止められているけれど、せめてトイレくらいは自分でって思う」。

——がん末期。衰弱と下肢の浮腫が目立ち、歩行は難しく、転倒の危険があるからと注意するが聞く耳を持たない。転倒による骨折を心配して歩行制限を指示されている患者が、しばしば隠れて歩行し転倒受傷する事故は後を絶たない。例えば、トイレに近い病室への移動やポータブル便器の使用という工夫で排泄の自立を支える対応があるが、この対応が単に身体能力に応じた生活活動支援への視点だけによるのであるならば、「わたしの身体」から「身体であるわたし」への関心として内的自己の探求に向かう患者を支えることからは程遠いものとなるに違いない。医療安全の立場から歩行を禁止して転倒を防止することは、病院の管理責任の確保にはなっても、それが患者のスピリチュアルペインを発生させ強めている可能性があることにはなかなか気づけない。排泄を支えることはスピリチュアルケアの問題としても臨床現場の大きなテーマである。

「もう治療が終わったからって退院するように言われた。けれど、こんなからだで家へ帰っても家族に迷惑かけるだけ」。

——足取りもおぼつかないままで退院することを迫られている。「治療が終わった」とは、「できる治療がもう尽きた」という意味であることが少なくない。先行きも不透明な上、自立と生産性が失われたままで退院を促されることは、将来の喪失から現在の生の無意味・無目的を苦しみ（時間存在）、同時に、自立・生産性の喪失から自己存在の無意味・無価値を苦しむ（自律存在）ことになるに違いない。患者自身の苦しみ（スピリチュアルペイン）が誰にも援助されずに、治療から療養への移行の（メリットやデメリットではなく）意味が患者自身の中で整うこともないままに、ただ医療機関側の論理に従って入院、治療、退院、転院が決められ翻弄されていくことが、患者のスピリチュアルペインをさらに増幅させることはないだろうか。

「抗がん剤治療を受けるために毎週通院している。治療を受けると二、三日は動けなくなって子どもの面倒も見られない。ただ子どもの母親でいたいだけなのに、これじゃいったい何のための治療なのかわからない。治療に振り回されて生きていても何の意味もない」。

——抗がん剤治療による身体の衰えは一時的ではあっても、患者から自分自身のコントロールを奪い取ることもある。母親として生きるための治療が逆に患者から母親でいる自由を奪い、副作用に翻弄される患者に他律の生の無意味というスピリチュアルペインを生み出していることもある。医学的な副作用対策を講じる際には単に身体症状だけにとどまらず、患者の存在と意味への視点も重要であると思うのである。

三　スピリチュアルケア

目の前で苦しむ相手に、いまこのときどのような援助が可能か。ここが明確でなければ少なくとも実践では役に立たない。〈スピリチュアルケアの実践〉の要点は、「自己の存在と意味の消滅から生じる生の無意味、空虚、孤独、無価値などの苦痛[6]」であるスピリチュアルペインが臨床の場でどのように表出されるかを理解した上で、その苦痛を和らげるケアがどのように実践できるかを抽象的・観念的にではなく、具体的・現実的に問うことである。

時間存在、関係存在、自律存在である人間は、死の接近によって、将来、他者、自律を失うことから生じる生の無意味、空虚、孤独、無価値などのスピリチュアルペインを体験する。スピリチュアルケアとは、将来、他者、自律の回復を支え、存在と意味の回復を援助することでその生の無意味、空虚、孤独、無価値などの苦しみ（スピリチュアルペイン）を和らげ軽くすることである。

スピリチュアルペインの体験は患者を内的自己の探求に向かわせる。これまでの生き方と価値観を見直し、死や衰弱によって翻弄されない本来の自己を探求し、内的自己への超越が試みられる。それは死をも超えた将来、他者、自律の探求であり、その結果、新たな存在と意味を見いだすのである。スピリチュアルケアとは、患者のスピリチュアルなメッセージを聴き、患者が本来の自己を求めるためのスピリチュアルなコーピングストラテジー（coping strategy 乗り越え方策）を関係の力で支えることである。つまり、もしわれわれがスピリチュアルケアに携わろうとするならば、患者が語るスピリチュアルなメッセージの意味がわかり、それに耳を傾け聴くことのできる相手になるための訓練を深めなければならない。その教育と訓練を深めることで、医療現場で医療援助に携わるわれわれ医療者にも、存在と意味の回復を支えるスピリチュアルケアの実践が可能になると考えている。

四　がん臨床におけるスピリチュアルケアの実践

教育と訓練を受けた緩和ケアチームによるスピリチュアルケアの実践を紹介する。

「俺が寝ている間に時計の針を進めるヤツがいる。この病院はいったいどうなってるんだ」。がん終末期を生きるAさんは、そう言って看護師を責めるようになった。精神科医は、せん妄などの異常はなく正常心理の延長と診断した。時間を生きる人間は、ありうる将来に向かう現在の生に意味を与えながら生きようとする。Aさんは病状回復のシナリオを自ら描き、そのタイムスケジュールの達成を現在の生の目標にしているが、それが次々と失敗に終わるのは誰かが時計（時間）を早めているからに違いないと言うのである。Aさんは、病状回復という将来へ向かうシナリオをたどることに生の意味を見いだして現在を生きようとしたが、そうならない現実への焦燥感を怒りとして看護師にぶつけていたのである。

そんな荒唐無稽な言い分に、「私たちがそんなことするはずがない」という説明で応じようとする担当者に、Aさんはますます不信感を募らせていったようである。担当者は、Aさんのこの態度は病状認識が不十分なためと判断し、もう回復がかなわない状況であるという病状説明で再度受容を促すことがAさんの平穏をもたらすだろうと考えていた。緩和ケアチームはその困難な状況への介入を依頼されていた。怒りの感情にではなく、時間を生きる人間のスピリチュアルペインに焦点を当て、苦しみに耳を傾けて聴き、受け取ろうとかかわる緩和ケアチームにAさんは涙ながらに語られた。まずこの微熱が下がって味覚が回復する。食事が摂れるようになり酒もおいしく飲める。そして体力が回復して退院でき職場復帰するという計画を立てることで〈将来〉を手元に引き寄せておこうとしたのである。その「病状回復へのシナリオ」が次々と破られていき、その都度の計画変更を余儀なくされるが、それでも計画を達成できないことで、〈将来〉が手元からスルリと離れ落ちていってしまうことに焦り、苛立っているのだった。

苦しみを聴き、受け取ろうとする緩和ケアチームの態度とその関係に支えられて、Aさんは生活や仕事のこと、そして家族のことを語り始めた。サラリーマンとして生きてきた自分は、深夜におよぶ接待でも酒に飲まれたことはなかったこと、二日酔いの朝でも始業一時間前には出社して仕事に臨んできたこと、上司や部下とのつながりを大切にしてきたこと、そして、そういうAさんをよく支えてくれた家族への感謝などが次から次へとほとばしるように語られた。さらには、突然の発病の驚き、仕事や会社からの脱落の無念さと疎外感、治療に翻弄された日々の苦悩、周囲の自分への無理解、病院と医療そのものへの不信と不満、いまの孤独と孤立、家族にかける負担と家族の悲しみなど、時間と意味を整えつつAさん自身が語り、振り返ったのだった（生の回顧）。

がん終末期という事実が将来を失わせ、現在の生の無意味・無目的というスピリチュアルペインを生み出していたのであるが、Aさんは日常の時間存在として現在を生きようとしたのだった。「病状回復へのシナリオ」は、手元から剥がれ落ちそうな〈将来〉を自らつくり出し、手元に引き付けようとするAさんの日常の生のコーピングストラテジーであった。しかし、そのシナリオは冷酷な現実によって次々と破られていったのである。

「生の回顧」は、Aさんにいまの自己を見直す契機を与えた。「回復へのシナリオ」によるコーピングの無効や自己の無力・衰弱の自覚は、Aさんを内的自己の探求に向かわせ、同時に内的自己への超越も試みられた。そこからAさんの中で価値観の転換（スピリチュアリティの覚醒）が起こり、死をも超えた現在の生の意味が回復したのである。〈将来〉の実現に向けて努力する現在のあり方を破棄し、現在を現在として味わうあり方に気づき、それを新たな生き方として採用しようと決めたのである。「あす朝にはベッドへ起き上がれるようになる↓お昼にはお茶が飲めるようになる↓夜には食事が摂れるようになる↓数日後には酒が飲めるようになる↓一週間後には退院できる↓そして仕事へ復帰できる」という生の原状復帰へ向けたシナリオを自ら破棄し、日増しにやせ細っていく腕をさすりながら、これまでの険しさがウソのように消えたAさんは次のように語られたのである。

「最近はよく眠れるんだよ。もう余計なことは考えないようにしたからね」、「時間のことはもう考えないようにしたんだ。そこの壁かけ時計も外してもらったんだよ」、「目標がないと生きて行けないと思ってたんだ」、「先のことをあれこれ考えていたときは、いつまでにこうなってって思っていたから焦りがあった。それをやめたら、先のことはどうでもよくなったんだよ。不思議だね。なるようになるっていう感じかな」、「昔は大酒飲んでも翌朝は会社に一番乗りだった。いまはこんなになっちゃったんだけどね」（と少し笑いながら）、「いまは酒じゃなくてこんなリンゴジュースだって味が濃いからって女房に薄めてもらってほんのちょっとだけ飲んでさ」（と笑う）、「これから先も酒のことは考えないことにしたんだよ。先を考えたって仕方ない。明日のことより今日のリンゴジュースがおいしいからそれでいいっていうことがわかったからね」。

柔らかいがしかし真剣な表情であった。Aさん自身の生き方（スピリチュアルコーピングストラテジー）に寄り添う妻と、意味がわかって語りに耳を傾け聴く緩和ケアチームの関係に支えられ、将来の準備としてではなく、現在の味わいとしての現在を生きるAさんの時間存在と生の意味が回復したのである。

その人のスピリチュアルコーピングストラテジーを支えることがスピリチュアルケアである。Aさんの「病状回復へのシナリオ」に医学的根拠はもちろんないが、それがスピリチュアルコーピングストラテジーであるとわかって聴く相手であることが重要である。苦しみの中で出すサインをメッセージとして受け取り、そのコーピングのメッセージを時間性・関係性・自律性の三次元で言語化して相手に返す。そして相手のメッセージを明確化する問いかけを行い、そこに生み出された新たな生き方（スピリチュアルコーピングストラテジー）、新たな世界・他者・自己のあらわれを言語化して相手の生きる意味を支えることがスピリチュアルケアである。(7) その結果、患者は自らの力で苦しみを超え、死をも超えた新たな生き方を見いだすのである。

五　スピリチュアルペインとそのケアへ医療者としてどう向き合うか

医療現場にスピリチュアルペインがあふれていることは確かめてきた。そしてわれわれの緩和ケアチームによる実践を示すことによって、スピリチュアルケアへのルートも照らしてきたつもりである。しかし、医療者にとってスピリチュアルケアは依然として難解で接近しにくいものとしてあらわれているかもしれない。スピリチュアルペインとそのケアにわれわれ医療者がどう向き合うかをここでまとめておきたい。

（1）医療現場にあふれているスピリチュアルペインをキャッチできること

スピリチュアルペインが臨床現場でどのように表出されているかという実情を具体例とともに述べた。苦しみは、怒りや苛立ちといった激しい感情を伴うことが多い事実を、臨床現場にいるわれわれはすでに知っている。スピリチュアルペインの構造を理解することで、スピリチュアルペインが概念化され認識が可能になるから、われわれはそれを鋭敏にキャッチできるようになる。目の前の感情だけに目を奪われることなく、その奥にあるスピリチュアルペインに焦点を当ててかかわれることがスピリチュアルケア実践の要点である。

(2)「除去・修復・補い」という操作的手法へのとらわれから自由になること

私は、「除去・修復・補い」というやり方で苦しむ相手に向き合おうとしてきた。医薬というテクノロジーとシステムで病変や症状を〈取り除き〉、機能低下や欠落を〈修復〉し〈補う〉ことが苦痛を和らげる援助になると信じ、それが医師としての援助のあり方と考えたからである。個々の臓器特性に応じ、症状を生活の観点からアセスメントして、こちらが問題を解決していくアプローチである。このやり方によれば、その手ごたえをこの目で見、手で触れることができるから、その成果を周囲(患者、家族、同僚など)とも共有でき、客観的方法として評価される。確かにこれは援助としての具体的現実的で効果的な方法である。しかし、われわれがこのやり方だけにとらわれたならば、この方法が及ばない苦しみに対してわれわれは向き合い方を失うのである。スピリチュアルペインはこちらが取り除くことも修復することもできない苦しみである。その苦しみに応じるには、まずこちらが操作的手法の限界を知り、そのとらわれから自由になることである。苦しむ患者・家族に対して「私たちに何ができるか?」という自己意識は、その患者・家族に対して「私たちに何ができたか?」という自分自身の成果へ目を向けさせ、結果として私たち自身に無価値・無用という苦しみ(援助者のスピリチュアルペイン)を発生させるに違いない。

スピリチュアルケアは〈操作的手法〉とは明らかに異なる方法と評価の上に立っている。「全体性の回復」を求める終末期患者のスピリチュアルなニーズに対して、患者自身が内的自己の探求に向かい、意味がわかって聴くことのできる援助者との〈関係の力〉に支えられて、患者自身が自らの力で苦しみを超えていく。苦しみを和らげるのは、患者自身の意識の志向性であり、それによって生み出された新たな生き方を〈関係の力〉で支えるのがスピリチュアルケアである。相手のスピリチュアルな苦しみは、こちらが取り除くことも修復することも補うこともできない。スピリチュアルケアに向き合うには、こちらが相手に一方的に操作を加えることではなく、相互的関係の中で動くものとしての援助（関係の力による援助）という理解を迫られる。

われわれ医療者がスピリチュアルケアに向き合うとは、除去・修復・補いというこちらが主体となる操作的援助スタイルからいったん離れることではないだろうか。それはわれわれ医療者が持つ操作的援助の限界を認識することであると同時に、そこから反転して、操作的援助の有効性をその適応とともにあらためて認め直すことでもある。スピリチュアルペインのような操作的援助の限界を超えた苦しみに直面したとき、これまでの「除去・修復・補い」という援助方法を「聴き・受け取り・支える」へと切り替えることによって、援助できないという医療者自身の苦しみも和らぐのではないだろうか。

（3）がん治療の初期段階からのスピリチュアルケアを実践すること

これまで臨床の実践では、終末期がん患者のスピリチュアルペインとそのケアが話題にされることがほとんどであった。人生の終焉という苦悩に直面した患者・家族の、そしてそれを援助しようと試みる医療者のありようの困難性ゆえである。そこには、手持ちの医療技術（テクノロジー）を駆使しても、がん患者という抗いがたい現実の中で翻弄される苦悩が明らかであるからだ。一方、かつての肺結核がそうであったように、現代の〈がん〉は死に直結する意味をそれ自体の中にあらかじめ含み持つ。[8] それゆえ〈がん〉は現実的な生死を問わず、したがって、終末期に限らず、日常で成立していた存在と意味を消滅させるに足る病と言える。突然の発病による日常の途絶、医療という枠組みの中で〈患者〉として翻弄され治療に振り回されつつ生きることを強いられる自己、先行きの不透明さへのいまさらながらの気づき、社会からの隔離と疎外、そして無用の烙印など、これらを突然のこととして受けとめなければならない苦悩は、医療知識の情報提供では到底払拭できない。その上、がん治療という操作的まなざしだけが降り注がれるならば、がん患者は孤立し苦悩の海に遺棄されることになるに違いない。医療は操作的関心に従って、明日に向かって生きようとする患者の疾患と病状の原状回復を目標にして向き合おうとする。一方で、患者は明日にではなく、死に向かってゆっくりと坂道を下るように歩む〈きょう〉というあらわれの中を生きる。[9] このギャップは治療効果と医療対応をめぐる単なる情報量に由来するコミュニケーションギャップなどではない。そうではなくて、医療者と患者の意識の志向性の違いに由来するのである。治療ニーズの高い「がん治療の初期段階」では、われわれ医療者の関心は治療方法とその効果に集中し、患者のスピリチュアルペインには向きにくい。〈できること〉・〈してあげること〉があるときには、それがわれわれ医療者の視界からスピリチュアルペインを遮ってしまうからである。操作的手法のニーズが高い治療初期段階にこそスピリチュアルペインを鋭敏にキャッチしたいと思う。

注

（1）村田久行「終末期がん患者のスピリチュアルペインとそのケア――アセスメントとケアのための概念的枠組みの構築」『緩和医療学』5（2）、二〇〇三年、一五七―一六五頁。
（2）同上。
（3）村田久行「臨床に活かすスピリチュアルケアの実際（2）」『ターミナルケア』12（5）、二〇〇二年、四二三頁。
（4）同上。
（5）村田前掲論文、注1、一六二頁。
（6）同上、一六〇―一六二頁。
（7）同上、一六四頁。
（8）波平恵美子『医療人類学入門』朝日新聞社、一九九四年、四三頁、朝日選書491。
（9）原敬「がん終末期医療の身体的疼痛への治療的介入」『医学哲学医学倫理』21、二〇〇三年、七一―八一頁。

チャプレンという専門職の立場から　スピリチュアルケアを考える

小西　達也

一　はじめに

本稿では、スピリチュアルケアの専門職である「チャプレン」の立場からスピリチュアルケアについて述べてみたい。筆者はこれまで、日米の三つの病院でチャプレンとして働いてきた。米国カリフォルニア州バークレーの総合病院であるアルタベイツ・サミット・メディカル・センター、北海道札幌市にある緩和ケア病棟を二病棟有するがん専門病院の東札幌病院、そして宮城県の在宅緩和ケアクリニックの爽秋会《そうしゅう》・岡部医院である。余談になるが、岡部医院を設立した岡部健《たけし》医師は、自らが構築した在宅緩和ケアシステムを利用する中、昨年二〇一二年の九月二十七日に逝去された。筆者自身も医療チームの一員として、岡部医師のご希望に基づき、最期の日々、ご自宅に伺わせていただいていた。亡くなられた当日も、息を引き取る六時間ほど前までご自宅に伺っていた。

本稿では、まず、「チャプレンとは何か」について説明する。次に、スピリチュアルケアに関する三つの定義を提案する。スピリチュアルケアにはさまざまな側面があるゆえに、一つの定義でその全体を規定しきることは難しい。そこで本稿では、広義の定義一つと、実践内容に即した、より狭義の定義二つを提案し、その中でスピリチュアルケアの実際について見ていきたい。また最後に、スピリチュアルケア提供者の教育法について言及したい。

二　チャプレン

(1) チャプレンとは

「チャプレン」とは何か。それは一言で言うならば、スピリチュアルケアの専門職である。チャプレンという言葉は、本来、「何らかの理由で教会に通うことのできない人のための宗教者」を意味する。例えば、病院に入院している人は教会に通うことができない。チャプレンは、そのような人たちに対するケア提供を目的としてつくられたものである。もとはキリスト教の用語であるが、現在では、例えば「仏教チャプレン」というように、宗教宗派に関係なく使用されるのが一般的である。チャプレンが提供するのは基本的にはスピリチュアルケアであるが、ケア対象者からの希望があれば宗教的ケアも提供する。特に米国のチャプレンはさまざまな宗教のニーズを有する患者さんにも対応できるよう教育を受けている。

(2) チャプレンの役割

チャプレンの役割は大きく二つから構成される。一つは患者さんとそのご家族のケア、もう一つが医療スタッフのケアである。最初に、患者さんとご家族のケアについて述べたい。

チャプレンのケア対象者は一体どのようにして決定されるのだろうか。特に日本のように、チャプレンやスピリチュアルケアが一般化しておらず、患者さんやご家族からのリクエストに基づく訪問が難しい環境下では、この問題は非常に重要となってくる。筆者が日本の病院での実践の中で見いだした最も有効な方法は、看護師などの医療スタッフからの紹介によるものである。しかし医療スタッフとしても、最初は一体どのような患者さんをチャプレンに紹介したらよいのかわからない。そこで筆者の場合、東札幌病院に着任した当初、まず全病棟の詰所にて看護師を対象として、さらには医局会にて医師を対象として、チャプレンとの協業の仕方についてのオリエンテーションを開催し、チャプレンの役割と、「このような患者さんがいらしたらご紹介ください」といった案内をさせていただいた。しかし、そうしたオリエンテーションを行っても、それだけではチャプレンへの紹介方法を十分に理解していただくことは難しい。ではどうしたらよいか。やはり実践の中でそれを知っていただくしかないであろう。すなわち、まず患者さんを紹介いただき、チャプレンが介入、そしてスタッフに介入前後の患者さんの変化を観察・評価していただき、「チャプレンの介入は患者さんにどのような変化をもたらすのか」、「どのような患者さんを紹介するのがよさそうか」を体験として知っていただく。筆者の場合も、そうしたプロセスを通じて、他の医療スタッフとの連携体制を構築していった。

またチャプレンは、患者さんやご家族の訪問を通じたスピリチュアルケアの提供以外に、患者さんやご家族に対する医師からの病状説明の面談、特にいわゆる「バッドニュース」の告知の場面にも同席する。そしてその告知により、患者さんやご家族がお気持ち的につらくなった場合には、その場でケアを提供する。しかし多くの場合、そうした面談では、患者さんやご家族との顔合わせと自己紹介程度にとどめ、むしろその翌日あたりに患者さんの病室を訪問、ケアを提供させていただくというやり方をとることが多かった。実践を重ねていく中で、このやり方がケアの効果の観点から最善であると考えるようになったためである。

チャプレンのもう一つの役割、それは医療スタッフのケアである。これもチャプレンの非常に重要な役割である。医療スタッフが精神的にも気力的にも良好なコンディションでいられることが、その患者さんやご家族に対するよりよいケア提供につながっていくからである。

医療スタッフのケア計画策定のサポートも、チャプレンの重要な役割である。チャプレンの仕事は、患者さんの内面を伺っていくことにある。その中には、患者さんが自分の人生に求めていること、入院・闘病生活の中で望んでいること、そしてさらには、医療者に対する不満や希望などが含まれてくる。守秘義務を厳守しなければならないことは言うまでもないが、患者さんのケア計画策定のカンファレンスなどにおいて、そうした立場から、患者さんのよりよいケア策定に貢献することも重要な役目であろう。

それ以外にも、日ごろから可能な限り、どのスタッフとも良好な関係性を構築していく中で、医師—医師、医師—看護師などのスタッフ間のコミュニケーション維持の触媒としての機能も果たす。また特に日本の病院の場合、そもそもチャプレンが在籍しているところ自体がきわめて少なく、在籍している場合であっても、その数が非常に限られているため、チャプレンがすべてのスタッフを十分にケアしていくことは物理的に困難である。そうした点を補う一つの方法として、スタッフ同志が互いにケアし合う文化を院内で醸成していくことがある。それにより、必ずしもチャプレンがすべてのスタッフを直接的にケアしなくても、ある程度スタッフがケアされた状態を実現することができる。その推進を図っていくこともチャプレンの重要な仕事であろう。また、日常的に直面する患者さんの死との向き合い方に関する悩みなどを聴いていく中で、そのスタッフの死生観を深める手伝いをしたり、さらには、スタッフが直面する倫理的な問題の相談に乗ることもある。

ちなみに、米国でプロのチャプレンになるためには、神学大学院の三年間の修士課程を修了すること、そして米国のプロチャプレン教育プログラムであるＣＰＥ（Clinical Pastoral Education）という、臨床経験やグループワークなどからなるフルタイム一年間の教育の修了などが条件となっている。また、チャプレンの服装であるが、米国では男性チャプレンの場合、「ワイシャツにネクタイ」が一般的である。日本では、例えば東札幌病院勤務時には医師同様の白衣を着用し、在宅緩和ケアの岡部医院においては、ワイシャツにジャケット姿で患者さんのお宅を訪問していた。

（3）東札幌病院でのチャプレンの活動

次に、東札幌病院在職時の活動概要について述べたい。同病院着任当初は、活動範囲を緩和ケア病棟に絞ってケアを提供していた。それは、米国とは条件の異なる日本の臨床現場で、自分なりのケア方法論を確立するためには、まずは限定的な範囲での実践が必要と判断したためである。緩和ケア病棟に限定したもう一つの理由は、一般的にスピリチュアルケアのニーズは、死と向き合っている患者さんがおられる緩和ケア病棟において最も高い、と言われていたためである。しかし後述するように、実際には、それは必ずしも真実でないことが次第に明らかになっていった。

緩和ケア病棟での患者さんへの基本的なかかわり方としては、緩和ケア病棟に新たに患者さんが入棟されるたびに、入棟日の翌日あたりに、病棟師長に同行いただきその患者さんを訪問、「気持ちがつらい時に話を聴いてくださる先生ですよ」と紹介いただいていた。そしてそうした言葉に引き続いて、師長が「もしよかったら、お話してみますか？」と言葉をかけると、実に一〇人中九人までが、その場で「ぜひ、お願いします」との返答をされた。そして、そのまま会話に入っていく、といった具合であった。そうした初回訪問時の会話の平均時間は約四〇分であった。もちろん、その中には一〇分程度の短い会話もあれば、一時間、二時間にわたるものも含まれている。また一度きりの訪問でニーズが満たされる場合もあるが、患者さんの希望次第で、定期的に訪問することになるケースも少なくなかった。ちなみに、これまでのチャプレンとしての臨床実践の中での一度の会話時間の最長記録は、日本での場合、ご家族との別室での会話で約四時間、米国での場合は、外来化学療法を受けられている患者さんとの会話で約六時間というものがあった（これらの長時間の会話はもちろん、ケア対象者のご希望に基づいたものであり、その体調を十分に考慮した上で行われたものである）。

またそうした中、他病棟からの介入依頼の増加に伴い、活動を始めて数カ月程度経たころから、活動範囲を化学療法専門の病棟や外科病棟といった、さまざまな病棟へと広げていった。その中で次第に明らかになっていったこと、それは前述のように、一般的にはスピリチュアルケアのニーズは緩和ケア病棟において最も高いと見られているが、筆者が経験した限りでは、むしろ化学療法などの治療病棟のほうがより高い、ということであった。例えば、告知された時、再発・転移した時、抗がん剤が利かなくなってきた時、緩和ケア病棟への移行を考え始めた時などに、患者さんは生き方や現実との向き合い方を工夫せざるをえなくなることが多く、より多くの患者さんがスピリチュアルケアを必要としている印象である。

またさらには、外来医師からの紹介も受けるようになっていった。通院で治療中の患者さんは、入院時よりも医療スタッフと接する機会が少ないため、孤独やさまざまな不安を抱えていることも多く、ケアを必要としている方が少なくない印象である。

東札幌病院での日々の一般的な活動の様子であるが、活動スタイルがある程度確立してからの平均患者数は一〇～二〇名程度、三〇分以上の比較的長時間の訪問は一日におよそ三～四件、五～一〇分程度の様子見的な訪問が数件、といった具合であった。加えて、前述のようなスタッフのケアやカウンセリング、カンファレンスへのかかわり、教育委員会、臨床倫理委員会、患者サービス向上委員会等の活動への従事、院内研修会の講師などとして活動した。

三　スピリチュアルケアの提供

(1) スピリチュアルケアの実際

スピリチュアルケアにおける患者さんとの会話のトピックは、普通の医療スタッフの会話の場合と必ずしも大きく異なるわけではない。例えば、現在の体の状態、気持ち、心配事、悩みといった事柄、それから病歴、すなわち現在の病気に関する過去の経験などである。病歴は、例えば「最初、何らかの体の不調を感じて、近くの医院に行ってみたら医師から『精密検査したほうがいいですよ』と言われ、総合病院に行って検査を受けてみたら病気が見つかり、治療を開始することになり、その治療プロセスでどのようなことを経験して現在に至った」といった感じで話されることが多い。また「ライフレビュー（Life Review）」と呼ばれる半生の振り返りや、大切なご家族のこと、その一生をささげてこられた仕事のこと、などについて話されることも多い。

では、そうしたケア対象者の語りを聴いていく中で、ケア提供者は一体何をするのか。まず基本となるのは、ケア対象者の語りについての正確な理解を、的確な言語表現として相手に返していくことである。それはいわば、語りを通じて表現されるケア対象者自身のありようと、その直面している現実の様子を映し出す、いわば「鏡」のような役割を果たすことである。まずポイントとなるのは、相手の話の内容をどれだけ正確に理解できるかである。そのためには、さまざまな話題や立場を理解するだけの知識・経験や理解力が必要となることは言うまでもないが、最も重要なのは、相手の話を自らの偏見や価値観などの「ビリーフ」（後述）によって無意識に歪めてしまう傾向から、私たちがどれだけ自由になれるか、という点にある。この、いわば「自らのビリーフで歪めずに相手の姿を的確にとらえて映し出す力」こそが、ケア提供者としての中核能力となってくる（そのための教育法については、本稿の最後で言及する）。

ケア提供者は、そうしたビリーフから可能な限り自由になり、ケア対象者の発言内容に対して「良い／悪い」・「普通／変」といった価値判断を加えることなく、ケア提供者の偏見や価値観の押しつけをせずあるがままに聴いていく。さらには、ケア対象者の言葉を理解する際も、そのさまざまな解釈を想定しつつ、それまでに語られた内容からケア対象者の言葉の文脈の正確な把握を心がける中で、その理解を図っていく。例えば、入院している患者さんが「家に帰りたいです」と発言した場合、その一つの解釈として、それを「家族と過ごしたい」という意味としてとらえることも可能であるが、それ以外にも、「住み慣れた自分の家に戻りたい」、さらには「病院という環境が嫌になって疲れたからそこから離れたい」、「病院のスタッフが嫌だから病院から離れたい」などと解釈することも可能である。スピリチュアルケアでケア対象者の話を聴いていく際には、このように想定可能な解釈を可能な限り思い浮かべた上で、一体そのうちのどれが正しいかを吟味し見極めていくような、論理的にも緻密な作業が求められる。私たちはふだん、そうしたプロセスを経ることなく相手の発言を独断的に解釈してしまい、それが誤ったものであっても、そのことに気づかないままになっていることが少なくないと推測される。

スピリチュアルケアでは、「相手がこう言ったらこう返そう」といったような、パターン化された反応をあらかじめ準備したり、それに頼ろうとするのでなく、むしろまっさらな状態で、自らの五感を最大限に鋭敏に働かせ、いわば全身全霊でケア対象者の語りを聴いていく。たとえケア対象者の語りの内容が、これまで何度も聞いたことのあるような内容であったとしても、それをパターンととらえることなく、むしろ「現実世界には厳密な意味で同じものは二つとない」「同じことの繰り返しは二度とない」との、いわば個別性や一回性を大切にした見方に徹していく。そして、ケア対象者の言葉の微妙なニュアンスを可能な限り繊細にとらえていく。

(2) ケアとしてのスピリチュアルケア

スピリチュアルケアを理解する上での一つの重要なポイント、それはスピリチュアルケアがあくまでも「ケア」であるという点である。「ケア」は「キュア」と比較されてその特徴が説明されることが多いが、ここでもその比較を通じて、ケアとしてのスピリチュアルケアの特徴について考えてみよう。

まず「キュア(治療)」では、その行為の「目的地」が、「健康/正常な状態の実現」という「治療目標」として、当初から治療者と患者さんの双方に明確なものとして存在している。また治療は、基本的に「他律的アプローチ」、すなわち薬物投与等の医療者からの働きかけが基本となる。そこではもちろん、自然治癒力も必要であり、完全な他律ではないが、他律的要素が強いと言えるだろう。また、そこには診断基準や標準治療といった、対処の定型的なパターンが存在する。そうした決められた手順を実行していき、「健康／正常」という目的を達するのが「キュア」であると言える。

これに対して「ケア」とは何か。特にスピリチュアルケアの場合、その目的地はあらかじめ定められておらず、むしろケアのプロセスの中で、進んでいく方向性がそのつど見いだされていくようなものである。またそれは、ケア提供者が与えるものではなく、むしろ対象者自身が見いだすものである。したがってそれは「自律的」なアプローチと言える。さらにはスピリチュアルケアには、本質的にケアの具体的内容についての定型的なパターンが存在しない。相手に対してどのように反応し、どのような言葉を返していくかは、そのつど相手の個別性を丁寧にとらえていく中で、即興的に見いだされていくものであり、あらかじめの準備がききにくいという意味において、キュアよりも難しい面があるとも言えよう。

四　スピリチュアルケアの定義

（1）最広義のスピリチュアルケア定義――「生きる方向性」を見いだすサポート

次に、こうしたスピリチュアルケアの実践の中から見いだされた、スピリチュアルケアの三つの定義について説明していきたい。

まず最初は、最広義の定義、「生きる方向性を見いだすサポートとしてのスピリチュアルケア」である。この「生きる方向性」とは何か。人生は一種の「旅」にたとえることが可能だが、そのプロセスは、一瞬一瞬、自らの人生をいかに生きるか、いわば「生きる方向性」を見いだしていくプロセスの連続ととらえることができる。その「生きる方向性」の、比較的長期的スパンのものとしては、いわゆる「人生の目標」のようなものを考えることができる。また私たちは、一瞬一瞬「どうすべきか」、「どうしたいのか」を見いだしながら生きるプロセスの中にあるとも言えるが、そうした一瞬一瞬の「どうすべきか」が、短期的スパンの「生きる方向性」を意味するものである。前記のようにスピリチュアルケアは、がんの告知を受けた時や、抗がん剤治療中のさまざまな困難に直面している時など、いわば人生の困難な状況において「生きる力」や「生きる方向性」を見いだせなくなっている時に提供されるものである。実は人間には、自分自身の姿や、その直面している現実のありようを整理し認識することで、自らの生きる方向性を見いだしていくことができるという性質がある。ケア対象者は、それらについての自らの言語表現を自らの耳で聴いていく中で、そしてさらには、ケア提供者にその姿を的確に映し出してもらう中で、自ら生きる方向性を見いだしていく。

(2) より具体的なレベルのスピリチュアルケア定義

1　より具体的なスピリチュアルケア定義①――気持ちや考えの整理のサポート

次に、具体的なケアの内容に即した、より狭義の二つの定義について説明していきたい。一つ目は「気持ちや考えの整理のサポート」、二つ目は「ビリーフ再構築のサポート」である。一つ目の定義に関しては、これをスピリチュアルケアと呼ぶべきかについて議論もあろう。しかし臨床場面でチャプレンは、この種のサポートを求められることが非常に多い。それゆえ本稿では、これをスピリチュアルケアの一部としてとらえたい。

一般に、がんの治療プロセスや終末期等の、生死にかかわるほどの困難な状況において、自分の気持ちを整理し、現実との向き合い方を日々見いだしていくことは容易でない。特にその困難さが極度の場合には、そうした整理作業が自らの対処能力を超えてしまうこともあるだろう。また、もしそれまでの整理が十分にできていない状態で、さらに新たな困難に直面した場合、対処しきれなくなってしまうことも考えられよう。それはひいては、うつなどの精神症状にもつながりうる。したがって、そうしたプロセスのサポートが必要となってくる。それが、この「気持ちや考えの整理のサポート」である。

ここでその一つのケースを紹介したい。これはある患者さん（Tさん）が亡くなられた折、過去に同じ病室で交流のあった二十代前半の別の患者さん（Aさん）がその胸のうちを表出されたケースである。以下は、そのAさんの、チャプレンに対する発言である。

「先生、Tさんってご存知ですか？　このあいだ、土曜日に亡くなったんです！　びっくりして」「私、その日、朝早く下の階に行ったんです。Tさんにとにかく感謝が言いたかった。『いろいろと話を聴いてくれてありがとう、これまでよくしてくれてありがとう』って、声に出して言いたかった（涙が目からこぼれる）」「別れというのはつらいですね」「Tさんは自分の家族のことを『大したした家族ではないけど自分にとってはいい家族』と言っていた」「本当にいい人だった」「Tさんも私のこと、弟さんに話したりしていたみたいで。私なんて、全然そう（いい子）じゃないのに、私のこと『Aちゃんはとってもいい子なんだよ』なんて話してくれていたみたい」「きっと、このことを話したかったから先生（＝チャプレン）を呼んだのかもしれない。病院の人にも、家族にも話せないし。すっきりしました。ありがとうございました」。

これはどちらかというと、「気持ち」の整理中心の事例、しかもグリーフケア（悲嘆のケア）の事例の一種とも言うべきものであろう。

2　より具体的なスピリチュアルケア定義②——ビリーフ再構築のサポート

(i)　ビリーフとは

具体的なレベルのスピリチュアルケア定義の第二は、「ビリーフ再構築のサポート」である。この定義について述べるには、まず「ビリーフとは何か」について説明する必要があろう。

「ビリーフ」とは、「信じていること」、「信念」、「信仰」などを意味する英語の名詞 'belief' をカタカナ表現したものである。それはすなわち、価値観や世界観など、精神生活の基盤をなす信念体系を意味するものである。私たちは、常に何らかのビリーフに基づいて日々物事を認識したり、判断したりしてその精神生活を営んでいるが、多くの場合、それらの存在自体にも無自覚的で、しかもそれらを無意識のうちに正しいと信じている。ビリーフの典型的なものとしては、「こうあるべき」、「こうあらねばならない」といった言い回しで表現されるものが挙げられる。

では具体的に、ビリーフにはどのようなものがあるだろうか。一口にビリーフと言っても、一個人が独自に持っているビリーフもあれば、社会の中で共有されているようなビリーフまで、さまざまなものがある。例えば日本社会で共有されているビリーフの例としては、「和を乱してはならない」、「人様に頼ってはいけない」、「男は泣いてはいけない」といったものが挙げられよう。またビリーフにはさまざまな深さのものが存在する。例えば日常的な行為をする上で必要となる、一時的な「仮定」のようなものから、その人の生きがいの根本を支えているような深い、基盤的なビリーフまであると考えられる。

(ii) スピリチュアルクライシスとビリーフ再構築

人生の中での数々の試練、例えば失業、離婚、家族や自らの病や死などの場面では、そうした基盤的なビリーフが危機に陥ることがある。それは「スピリチュアルクライシス（人生の危機）」と呼ばれる。例えば第二次世界大戦中に「日本は戦争に勝つ」と信じていた人の中には、天皇陛下の敗戦の知らせを聞いたとたん、生きる気力を失ってしまった方がいると聞くが、これなどもスピリチュアルクライシスの典型的な例と言えよう。また、「男の仕事は経済的に家庭を支えること」とのビリーフを持っている人が、不治の病にかかり、もはや仕事に復帰できなくなってしまった場合に、自らの存在意義や価値を見いだせなくなってしまうことがあるが、これなどもスピリチュアルクライシスの一例と言える。

そうしたスピリチュアルクライシスで新たな生きがいを見いだすためには、その直面している状況下でも通用するような、新たなビリーフを再構築する必要がある。例えば先ほどの「日本は勝つ」と信じ、それに貢献することに自らの価値を見いだしていた人の場合には、「焼け野原になった日本の再建に尽くすことに自らの存在意義がある」とのビリーフを再構築することにより、生きがいを見いだせるようになるかもしれない。あるいは「仕事こそが自分の生きがい」とのビリーフを有していた人の場合には、「家族との時間を充実させ、家族のためにできることをしていくことに自らの存在価値がある」とのビリーフを再構築することで、生きがいを見いだしていくことができるかもしれない。

ここで重要なのは、再構築されるビリーフは、その本人自身が心の深いレベルで納得できるものでなければその人を支えるものとはなりえない、ということである。したがってそれは、安易に他人が提案できるようなものではなく、やはり、その本人が自身で見いだしていくことが基本とならざるをえないであろう。

「ビリーフ再構築」は、私たちが人生の壁にぶつかるたびに、さらにはスピリチュアルクライシスに陥るたびに行っていくものであり、人生全体を通じて取り組んでいくものである。またそこでは、その時に直面した現実のみならず、過去に経験した現実についても妥当するような、いわばより普遍的なビリーフが模索されることになるため、一般的にビリーフは、再構築されるたびにその普遍性が高まっていくと考えられる。その意味では、ビリーフ再構築のプロセスを一種の「成長プロセス」とみなすことも可能であろう。「ビリーフ再構築」は、さまざまな内容の会話を通じてなされていくが、前述の「ライフレビュー」を通じてなされる場合も多い。その場合ケア提供者は、ケア対象者の気持ちや考えの整理をサポートするのみならず、ケア対象者の「自分の人生をどうとらえるか」「自分が現在置かれている現実をどうとらえるか」といったいわば「現実（世界）認識」や、「その現実の中でどうしたいのか」というい わば「現実との向き合い方」が明確化されるよう、心がけていくことがポイントとなる。

ⅲ　ビリーフ再構築の事例

次に、ビリーフ再構築の事例を二つほど紹介したい。一つ目は、日本の七十代、子宮がんの女性の事例である。その患者さんの受け持ち看護師より、「『生きているのがつらい』『死にたい』」との発言が見られるので、ぜひかかわってほしい」との介入依頼があった。初訪時の会話の中でこの患者さんから、「自分の看病のために独身の四十代の息子が仕事を辞めてしまった。仕事もなく、お嫁さんもおらず、息子の将来が心配」との発言が見られた。そしてさらに、それが「私のせい」であり、「私が生きている限り、息子の将来を邪魔するだけ。生きている意味がない。生きていてもしょうがない」、それゆえ「早く逝ってしまいたい。なのに、なかなか逝くことができず、毎日がつらい」とのことであった。

しかしこのような状況では、「具体的にどうしたらよいか」についての一般的な答えのようなものは存在しないであろう。そうした場合には、ケア提供者は、まずひたすら患者さんの表出に寄り添っていくしかない。筆者もまずはそのようなかたちでかかわっていった。そうした中、筆者が促すわけでもなく患者さん自ら、自身の半生の振り返りを始められた。そしてご自身が以前、点訳（書かれた文字を点字にしていくこと）のボランティアに夢中になっていたことをお話になる中で、その当時聞いたある実話を、突然、思い出される。それは人生の途中で、病気のため次第に視力を失い、ついには失明してしまったが、それを乗り越えて生きている人についての話であった。患者さんご本人いわく、「それは涙なしには聞けない物語」とのことであった。そして「そうしてがんばって生きている人もいるのに、こんなこと（「早く逝きたい」などと）言っていてはいけないわね」との発言が見られるようになっていった。これは、この患者さんの、現実についてのとらえ方の変化であると考えることもできる。もちろん、これによってこの患者さんの悩みが解決された、などという単純なものでないことは言うまでもない。しかしこの患者さんに、新たな生きる方向性を見いだしていく上での一つの変化が見られたと言うことはできるのではないだろうか。

もし、この事例を「ビリーフ再構築」の枠組みに当てはめてとらえるとしたら、一体どのようになるであろうか。

会話前、この患者さんは「他人や社会の役に立っていない自分には存在価値がない。他人に迷惑をかけている（と思われる）自分の人生は、早く終わらせるべき」とのビリーフを持ち、そのビリーフにより苦しんでいたと考えることができる。それが会話後には、「人間の生は、それを一生懸命生きること自体に価値がある。人間の生には、他人や社会の『役に立つ』かどうかではない次元がある」とのビリーフを見いだされた、ととらえることができよう。

二つ目は、アメリカの五十代、肺がんの女性の事例である。この患者さんは、「肺がんになったのは、自分の長年にわたる喫煙に対する神様の罰だ」と言って取り乱し、泣き叫ばれ、スタッフの入室を拒否しておられた。そうした中、その病棟のスタッフから、チャプレンである筆者に対して事態の収拾を兼ねてのケアの依頼があり、訪問することとなった。チャプレン訪問時も、当初は「これはタバコを吸っていたことに対する神様の罰だ！」「死にたくない！」といった言葉を繰り返しておられた。そこで、筆者が前述のように「自らの五感を最大限に働かせて、あるがままにお話を伺っていく」と同時に、座禅等の瞑想時の心の状態、いわば「落ち着いた存在」を提供していったところ、患者さんは次第に落ち着きを取り戻していかれた。そして患者さんのお話が終盤に差しかかったと思われるころ、筆者は直観的に、この会話のしめくくりとして「アッシジの聖フランシスコの祈り」を一緒に読むことを思いつき、そのことを患者さんに提案した。するとこの患者さんは突然、大きな声を上げて驚かれた。その理由を尋ねると、この方はなんと、三年ほど前に、この祈りの作者である聖フランシスコゆかりの地、イタリアのアッシジを旅行してきたばかりとのことであった。患者さんはあまりの偶然に驚き、それまでの強い嘆きの気持ちは一気に吹き飛んでしまい、一瞬にして平静を取り戻されたのであった。このようなことが起きた理由としてはさまざまなことが考えられるが、その一つとしては、この出来事を通じて患者さんが、「神様」は「悪いことをしたから罰する」というような存在ではなく、いわば「人知を超えた計らいをする存在である」と感じられたことがあるのではないか。

この事例についても、ビリーフ再構築の枠組みに当てはめて考えるならば、この方の神（観）についてのビリーフが、会話前は「悪行ゆえに罰する存在」であったのが、会話後には「単純に悪行ゆえに罰するよう存在ではなく、人知を超えた計らいをする存在」へと変化したととらえることができよう。

(iv) 心理療法のビリーフ再構築との違い

ところで、「ビリーフ再構築」は、心理療法、例えば論理療法のプロセスなどにおいても見られるものである。ではそうした心理療法でのビリーフ再構築と、スピリチュアルケアでのビリーフ再構築にはどのような違いがあるのだろうか。基本的に心理療法は「療法」、つまり「キュア」の一種であり、前述のように「正常な状態の実現」に主眼があると言える。すなわち、心理療法でのビリーフ再構築プロセスでは、「正常なビリーフ」なるものが治療者によってあらかじめ想定されており、患者のビリーフをそのようなものへと再構築していくことが治療者の目標となる。

一方、スピリチュアルケアのビリーフ再構築では、ケア対象者のビリーフがどうあるべきかについてあらかじめ設定されることはない。スピリチュアルケアでは、ビリーフ再構築はむしろ、患者さん自身の生き方の問題であると考える。例えばある人が世界観を再構築する場合、その人がどのような世界観を選択し見いだすかは、あくまでもその人自身の生き方の選択の問題であり、他人が「どうあるべきか」を指示すべきものではないと考える。確かに、スピリチュアルケアのビリーフ再構築でも、そこにはある一定の必要条件が存在する。それは、新たに見いだされるビリーフが、その直面している現実において有効なものでなければならない、ということである。そのような条件はあるものの、基本的には、それはあくまでもその人の生き方の問題であると考えるのである。

では、心理療法の観点から治療が必要な患者さんに対してはどうするのか。果たして、スピリチュアルケアと心理療法のどちらを提供すべきなのであろうか。一般的にそうした場合には、心理療法による治療が先決であると考えられる。その上で、患者さんが心理療法的な観点から見て「正常」な範囲に入ってきたならば、そこからはスピリチュアルケアを提供する、ということになってこよう。その意味では、スピリチュアルケアは心理療法的に正常な患者さんを対象とするものであるとも言える。しかし心理療法が適応であるからといって、必ずしもスピリチュアルケアが不可能なわけではない。具体的な対応については個別的に検討していく必要がある。筆者は米国の病院勤務時、精神科の閉鎖病棟も担当していたが、その際にはこうした点について、常に主治医と個別的に検討しつつ、ケアを進めていた。

五　スピリチュアルケア提供者の教育法

最後に、スピリチュアルケア提供者にとって、その認識が不可欠と思われる「スピリチュアルケアではケア提供者自身のあり方が問われる」ということについて、ごく簡単に説明したい。これはいわば、「スピリチュアルケア提供者の教育法」の問題につながってくる。

スピリチュアルケアでは、通常の医療行為と異なり、ケア提供者自身のあり方が、その提供されるケアの質に直接的にかかわってくるということがある。ここで言うところのケア提供者の「あり方」とは、その人がどのようなビリーフを持ち、それがその人の精神生活にどのような影響を与えているか、ということである。なぜそれが重要なのか。それは前述のように、ケア提供者には、ケア対象者の話をあるがままに聴いていくことが求められているにもかかわらず、ケア提供者自身のビリーフがそれを妨げるからである。それゆえケア提供者は、自身のビリーフから自由になる必要がある。それはいかにして可能か。

その一つの有効な方法論が「ビリーフの意識化」である。それはすなわち、ケア提供者本人が、自らの精神生活が基づいているところのビリーフを意識化していく作業である。それにより、無意識の次元でビリーフにとらわれている自分自身のあり方から解放され、より深い自分に目覚めていく。したがってそれは、「より深い自己の自覚化」と言い換えることもできよう。アメリカのチャプレン教育であるＣＰＥ（Clinical Pastoral Education）の主眼の一つは、この点にあると考えられる。ＣＰＥでは、この作業を同じメンバー五〜七人程度のグループでフルタイム一年間、徹底したかたちで行っていく。

「ビリーフ意識化」は具体的にどのような手法で行っていくのか。その代表的なものの一つが「生育歴の振り返り」である。生育歴とは、自分が生まれてから現在に至るまでの人生プロセスの歴史を、単に履歴書的に事実を羅列するのではなく、その中での内面世界の経験をも含めてナラティブ（物語的）に記述したもののことである。私たちは自身の生育歴を振り返っていく中で、自分が一体どのようなビリーフを持ち、また同時にそれがどのように形成されてきたのかを見ていくことができる。その中では、特に両親との関係性や、自分の人生に大きな影響を与えた出来事について深く掘り下げていくことが重要となる。なぜならば、それらのプロセスが私たちのビリーフ形成に大きな影響を与えていることが少なくないからである。ＣＰＥでは、まず本人が、その記憶を掘り起こしながら十分に時間をかけて生育歴を文章に起こしていく。その上で、今度はその内容を、スーパーバイザーや他の学生の前で発表し、さまざまなフィードバックを受けていく。生育歴は、個人のきわめてプライベートな内容であるだけに、そうした作業はそのグループ内であらかじめ守秘義務を結んで行われる。こうした作業は、ＣＰＥのような特別に配慮された条件下でなければ、またそうした作業に熟練したスーパーバイザーの存在なしには、実施していくことは困難であろう。

ビリーフ意識化のための代表的方法論のもう一つは、「会話記録の検討」である。これは、実際に病棟でスピリチュアルケア提供者として患者さんと交わした会話内容を、会話終了後に記憶を頼りにできるだけ詳細かつ正確に再現し、その内容について検討を加えていくものである。この会話記録の検討は、一体どのようにビリーフ意識化につながるのだろうか。繰り返しになるが、私たちは他者との会話の中で、相手の発言を自らのビリーフによって歪めて解釈してしまう傾向を持っている。それゆえ、会話の中で、ケア対象者の発言に対してケア提供者がどのような返答をしているかを丁寧に見ていくことによって、そのケア提供者が基づいているところのビリーフを浮かび上がらせることが可能なのである。これに関しても、やはりスーパーバイザーの存在が必要であろう。

ＣＰＥでは、これら以外にも、「ＩＰＲ（Inter Personal Relationship 対人関係分析）」や「ジェノグラム（家系図分析）」、「家族役割分析」等のさまざまな手法を活用し、ビリーフ意識化の作業を行っていく。本格的にスピリチュアルケアを提供するためには、こうした教育を受ける必要があると考えられる。しかも、こうしたビリーフ意識化の作業には「ここまでやれば十分」といった最終地点のようなものは存在しない。スピリチュアルケア提供者は、スピリチュアルケアを提供し続ける限り、そうした作業を継続し、深め続けていく必要がある。その意味で、スピリチュアルケア提供者は、一生の修行者であると言えよう。

第Ⅱ部

スピリチュアルケアを制度に載せる

シンポジウムⅡ

座長　葛西賢太（宗教情報センター研究員）

一九九八年、ＷＨＯ憲章前文の健康定義に、「健康のスピリチュアルな側面」を加味した改正が試みられたが、事務局長預かりとして保留された。けれども、真の健康を目指す上で、心身のみのケアでは不十分、スピリチュアルケアのような要素を考慮する必要がある、という認識は広く共有されるようになっており、憲章以外のＷＨＯの諸公式文書にもその言及が見られる。

現在、日本において「スピリチュアルな」ケアを制度に載せ定着させるには、スピリチュアルケアの担い手を教育する制度や資格、スピリチュアルケアを評価する尺度とその日本での適用上の課題、健康保険点数の評価などの財政的課題など、数多くの課題が残されている。それらのうち、このシンポジウムでは、スピリチュアリティを測定し評価、また実践するにあたって直面するであろう諸課題――アセスメントと評価の周辺――に焦点を当てて、制度化への道筋を検討したい。

本郷久美子氏は、看護診断の普及に尽力してきた立場から、スピリチュアルケアをどのように教育するかについて発題する。松島公望氏は、宗教性／スピリチュアリティを測定し評価するための尺度の実際と、それを日本に適用する上での具体的な課題を吟味する。三澤久恵氏は高齢者のためのスピリチュアリティ尺度の開発と地域高齢者へのスピリチュアリティ支援のための方向性と課題を検討する。河幹夫氏は日本の厚生労働行政にもかかわってきた立場から、ケアの費用をどのようにまたどのような基準で確保するか、制度に載せるための要件について提議する。

スピリチュアルケアの精神を考慮に入れつつも、抽象的な「べき」論ではなく、制度の実際に踏み込む、充実したシンポジウムとなることが期待される。

看護の中のスピリチュアルケアをどのように教育するか

――教育現場での現状と課題

本郷久美子

一 「看護におけるスピリチュアルケア研究会」の立ち上げ

看護は、病に倒れ、がんの宣告を受け、がんでなくともこれまでの生活パターンを大きく変えてしまわなければならないほどの健康障害を受け、人生の意味を見失い、空虚、断裂、死の恐怖、神の存在の探求など、人間存在の根底にかかわる自分自身の内面性（スピリチュアリティ）に向き合って生きる人々を対象とする職業である。

助けを失った失意の人々と共に過ごされたキリストを模範として、癒やしと全人的回復を理念とした病院と看護学校（東京衛生病院看護婦学校）が一九二八年に荻窪の地に設立された。看護学校は、開校以来一貫して、看護の焦点を人間の全人的存在に焦点を置いたホリスティック・ナーシングケア(1)を掲げ、神と人に仕える精神を持つ看護師を社会に送り出してきた。卒業生たちが病める人の心に寄り添い健康回復を支援する看護師として社会の評価を得ていることにはこのような背景があり、三育学院大学の看護教育は一定の社会的期待と評価を得ている。

しかし、看護におけるスピリチュアルケアの実績について長年の歴史を持っているにもかかわらず、本学の卒業生や教員の研究にはスピリチュアリティに焦点を当てたものが皆無であることに近年になってあらためて気づき、驚きを禁じえないものがあった。一体、なぜこの領域の研究がスタートされなかったのか理由を考えてみた。理由としては、これまでのスピリチュアルケアの教育が臨床実習の現場で実践を通して行われており、実践に先行すべき理論学習が欠如していたからではないかと考えた。

スピリチュアルケアが定着・浸透するためには、看護師には自らが実践しているスピリチュアルケアの実態を分析・評価する能力が必須である。そのためには看護学基礎教育におけるスピリチュアルケアの基本的な理論学習が必要であることは言うまでもない。このような歴史的背景のもと、二〇〇八年、これまでの看護短期大学から四年制大学に移行するに当たり、二単位の「スピリチュアルケア」が三年次の必須科目としてカリキュラムの中に位置づけられた。開講時期は、三年次の後期から始まる本格的な領域別実習に備えることを考え、三年次の前期とした。

同時に、主な臨床実習場であり卒業生が数多く勤務している系列病院を中心に、フィールドにおける理論学習の啓蒙を目指し、病院の看護師と看護学部の教員からなる「看護におけるスピリチュアルケア研究会」がスタートした。研究会スタートの狙いは二つあり、その第一は、研究会員のスピリチュアリティに関連する用語と基本的理論の理解を深めること、第二は、研究の発展につなげること、とした。第一の狙いを達成するために、まず、エリザベス・ジョンストン・テイラー著『スピリチュアルケア――看護のための理論・研究・実践』[2]の抄読会を開始した。第二の狙いを達成するために、わが国において過去五年間に発表されたスピリチュアリティ関連の看護文献を検索し、抽出された一五〇件の中から、研究形態を持つ三三文献を選抜し、研究成果の内容について分析する作業を行った。

大学一年生のレディネス――スピリチュアリティ認知の有無と言葉のイメージ

二〇〇八年四月に本学の大学一期生を対象にレディネス調査を実施した。内容は、「スピリチュアリティ」の言葉を知っているか、知っていると答えた者に、その内容はどのようなものであるかを問う、簡単な質問であった。「知っている」と答えた者は二三%であり、その内容は、超自然的なもの、霊媒、テレビ番組の人名等を挙げていた。知らないと回答した者は七〇%であった。本学の学生が対象であるレディネス調査結果の妥当性を確認するために先行研究を見てみることにした。二〇〇九年に実施された小藪智子らの「スピリチュアリティの認知の有無と言葉のイメージ――緩和ケア病棟の看護師、一般病棟の看護師、一般の人、大学生の特徴[3]」を見てみると、大学生や一般の人の「スピリチュアリティ」の言葉の認知度は約二〇%となっており、本学の一年生のレディネス調査結果とほぼ一致していた。また、小藪らは、一般病棟の看護師の一割以上の看護師が「マスメディア」をイメージし、このイメージは学術的概念と異なるため、患者のスピリチュアルペインに気づかないばかりか、スタッフ間でも意識が食い違うことが危惧されるとして、看護師はその基本的知識を持つ必要があり、そのために看護基礎教育、また卒後教育の中で取り上げるべきテーマであると考察している。

二　看護学部必須科目としての「スピリチュアルケア」

(1) カリキュラムの中に必須科目「スピリチュアルケア」を設置

看護学部のカリキュラムに「スピリチュアルケア」の必須科目を加え、患者のスピリチュアルニーズに応える教育的準備をする意義は小藪らの考察とも一致していた。

二〇一〇年度の三年次の前期に設置した科目「スピリチュアルケア」の授業案作成にあたり、教科書として採用したテキストブックはテイラーの『スピリチュアルケア——看護のための理論・研究・実践』である。また、授業内容の構築にあたっては、スピリチュアルケア関連の三三件の先駆的研究についての勉強会の内容は大いに役立った。さらに、教材としたDVDシリーズ『臨床看護におけるスピリチュアリティ』全八巻の視聴覚教材[4]は、臨床家によるスピリチュアルケアの実践を教材化した内容であり、理論学習をした学生の思考を深めるために効果的であった。具体的には、DVDの中から、高齢者、がん患者、慢性患者のスピリチュアルペイン、スピリチュアルアセスメント、スピリチュアルニーズ、スピリチュアルケアの具体的な教材を選び、理論学習に並行して、DVDの事例を視聴し、レポートを課題として理論学習の内容の理解を補足した。

(2) 必須科目「スピリチュアルケア」の授業内容

科目「スピリチュアルケア」は、九〇分授業、一五回で構成されており、約四カ月をかけて、講義、グループ学習、発表、事例DVDの視聴、レポート作成、文献講読など多様な方法を取り入れて行っている。表1に授業内容の概略を示した。

科目目標として、掲げた内容は次のとおりである。

表１　授業スケジュール　2012年度

回数	テーマ
1	〈科目の目標、授業展開法、課題についてのオリエンテーション〉 １）スピリチュアリティの定義 ２）スピリチュアリティ関連用語の定義 ・「スピリチュアリティ」の語源と諸定義 ・スピリチュアリティの聖書的解釈
2	３）スピリチュアリティ ・危機とスピリチュアリティ ・「わたし」の意識化 ・３人の語りから知る個別的なスピリチュアリティ（DVD 視聴）
3	４）医師：シシリー・ソンダースの先駆的働き
4	〈スピリチュアリティ〉〈ヴェリティヴィティ〉〈レジリエンス〉 ３用語の共通点と相違点
5	５）スピリチュアリティの自己認識 〈資料〉看護師のスピリチュアルニーズの研究から
6	６）スピリチュアルペインとは ７）スピリチュアルペインと心理的ペイン ８）スピリチュアルペインと宗教的ペイン ・スピリチュアルペイン関連の看護診断 看護診断ハンドブックの中にあるスピリチュアルケアの根拠となる看護診断 ・精神を病む人のスピリチュアルペイン（DVD 視聴）
7	９）スピリチュアルアセスメント ・スピリチュアルアセスメントモデル ・NANDA-I「スピリチュアルペイン」の診断指標（グループ学習）
8	10）スピリチュアルケアとは（１） ・看護師によるスピリチュアルケア 共にいること・沈黙 ・がんの宣告を受けたある青年の事例（DVD 視聴）
9	11）スピリチュアルケアとは（２） コミュニケーションと心の癒し ・看護の全人的ケアとは ・看護理論家たちの提唱するスピリチュアルケア
10	12）日本人研究者によるスピリチュアリティ、スピリチュアルペイン、スピリチュアルケア（１）村田理論の人間存在の３つの軸「O 氏の体験講演から」
11	13）日本人研究者によるスピリチュアリティ、スピリチュアルペイン、スピリチュアルケア（２）比嘉勇人氏の提唱する神気性測定尺度
12	14）事例１「末期がん患者のアセスメントとケアプラン」（グループワーク）
13	15）事例２「M 君の登校拒否」（グループワーク）
14−15	発表とディスカッション
16	まとめ

1. スピリチュアリティとその関連用語の定義について学ぶ。
2. スピリチュアルニーズの特徴について学ぶ。
3. スピリチュアルペインについて事例から学ぶ。
4. スピリチュアルアセスメントについて学ぶ。
5. スピリチュアルケア提供者自身のスピリチュアリティについて文献・グループディスカッションを通して学ぶ。
6. わが国の研究者によるスピリチュアリティの見解を学ぶ。
7. 事例を対象にスピリチュアルアセスメント・看護診断・具体的ケアの立案を試みる（グループワーク）。

（3）学生の考える理想とするスピリチュアルケアとその構成要素

図1は、一五回目の授業が終了した時点で学生にアンケート調査を実施し、学生がアンケートに記述した内容をＫＪ法で分析した結果である。[5] 調査対象となった学生は二〇〇八年四月の入学時に実施したレディネスアンケートに回答した学年グループと同じである。一年次の調査ではスピリチュアリティという言葉に対する認知度を見ると、七〇％の学生が「聞いたことがありません」と回答していた。レディネス調査から三年目になる今回は、スピリチュアリティの理論学習終了後である。しかし、スピリチュアルケアの行われている現場の観察や実践の学習経験はまだない学生であることを考え、教室での理論学習の内容を想起しやすく、そして、答えやすくするために、質問は「あなたの考える理想とするスピリチュアルケアとはどのようなケアですか、それにかかわる重要な要素は何で

あると思いますか」というものであった。

三〇名の学生が質問用紙に回答を記述した。分析方法として採用した方法は、吸収した知識を想起しただけの混沌とした内容の整理を可能とするＫＪ法を用いた。記述内容から抽出されたラベルは一六〇件あった。一六〇件の記述は大きく四つのグループ編成となり、図１に示すような構造となった。それぞれのグループの表札（ＫＪ法の呼称）は、１【スピリチュアルケアの実践に必要な看護者の行動】、２【スピリチュアルケアを支える看護者の資質】、３【スピリチュアリティと身体の相互作用】、４【目指す患者目標】となった。

表札１【スピリチュアルケアの実践に必要な看護者の行動】

図の中央に表札１【スピリチュアルケアの実践に必要な看護者の行動】を据えたが、この表札の主要な要素と構造は［看護者が患者のスピリチュアリティに向き合う（二件）］、［患者との信頼関係を築く（四件）］、［スピリチュアルニーズをアセスメントする（一五件）］、［多様な方法を用いて個別的に介入する（二七件）］、［患者が自分の内面と向き合い、自分の中にある力に気づけるようにケアする（四件）］、［スピリチュアルケアのスタッフ教育を行う（一件）］、［パストラルケアチームと連携する（二件）］であった。

これらのうち、一つ目の［看護者が患者のスピリチュアリティに向き合う（二件）］に含まれるラベルには、〝看護者が逃げずに患者と向き合うこと〟と記述していた。

二つ目の［患者との信頼関係を築く］では、〝信頼関係を築くことで、スピリチュアルニーズについてアセスメントができるようになる〟などを記述していた。この記述内容は患者の内面についてのデータは患者・看護師の信頼関係を築いてはじめて表出されることに学生が気づいていることを示唆している。

三つ目の［スピリチュアルニーズをアセスメントする］では、〝身体面、精神面、スピリチュアルな側面を含めて患者を全人的にとらえ、ケアを行う必要がある〟、〝患者をしっかり観察し、患者が必要としているものを見極めること〟などの記述があった。

［多様な方法を用いて個別的に介入する］では、その中に〈傾聴（一一件）〉、〈共にいる（一〇件）〉、〈祈る（二件）〉、〈タッチング（二件）〉、〈笑顔（一件）〉、の内容を含む記述があり、これらのうち、〈傾聴〉で〝患者さんの言葉・表現に耳を傾けること〟などの記述があり、介入方法としてのみでなく、アセスメントにも深くかかわる要素として学生は気づいていることを示唆している。

［患者が自分の内面と向き合い、自分の中にある力に気づけるようにケアする］では、〝患者が自分自身のスピリチュアリティについて見いだすことができるようなケアを行っていきたい〟などの記述があり、スピリチュアルニーズの高い患者のそばに寄り沿う準備があることを示唆していた。

［パストラルケアチームと連携する］では、〝看護者とチャプレンとの協働関係も大切〟などの記述があり、チーム医療の中で果たすスピリチュアルケア専門家の役割と、看護職との連携の重要性について理解できていることを示唆していた。

［スピリチュアルケアのスタッフ教育を行う］では、〝スピリチュアルケアにはその必要性についてのスタッフ教育が必要〟と記述しており、メディアの影響を受けている可能性のある医療職者が正しい学際的なスピリチュアリティについて継続教育を受けることが患者のスピリチュアルニーズの正しいアセスメントにつながることを理解していることが示唆された。

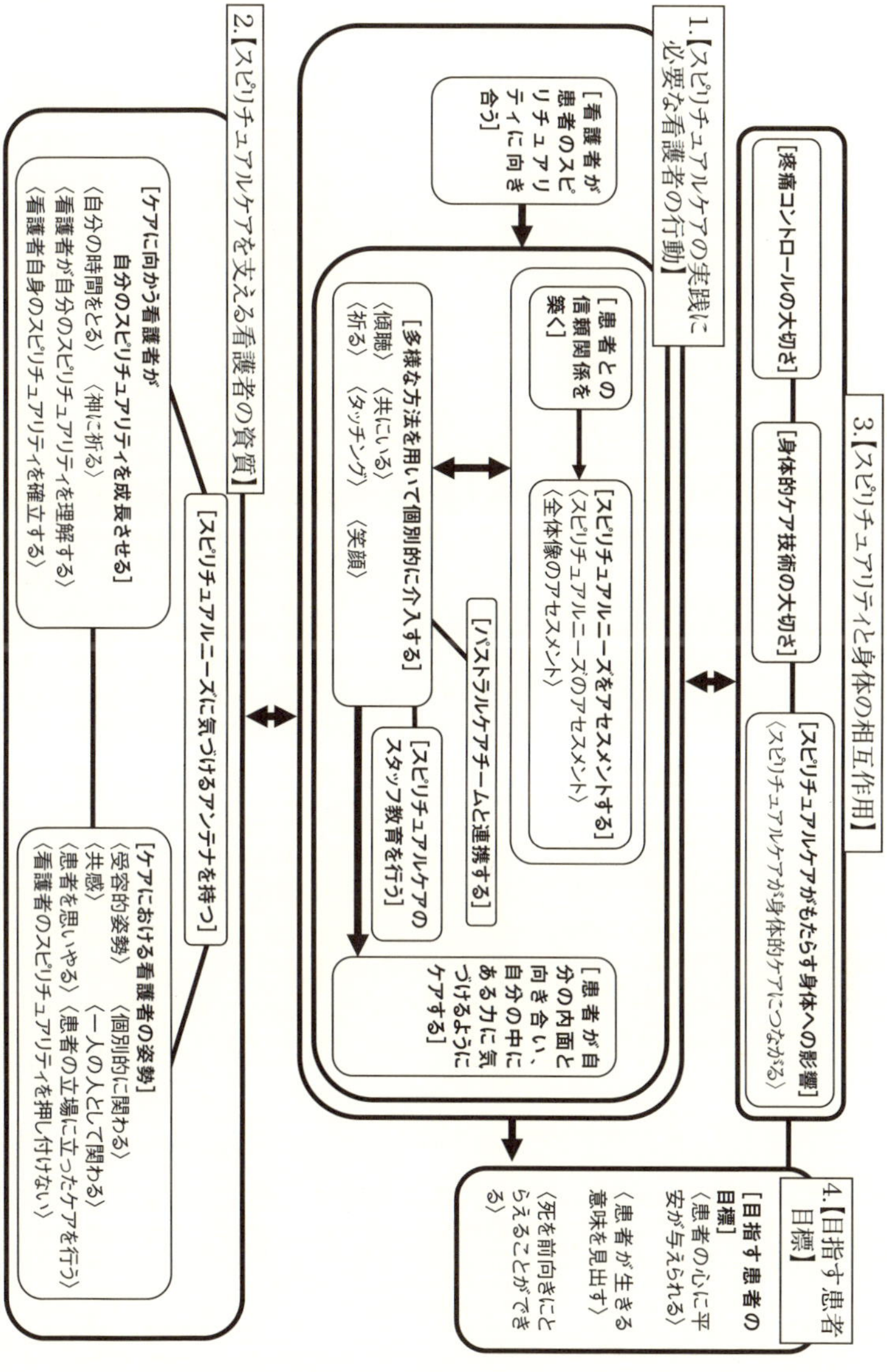
1.【スピリチュアルケアの実践に必要な看護者の行動】
[看護者が患者のスピリチュアリティに向き合う]
[患者との信頼関係を築く]
[スピリチュアルニーズをアセスメントする]
〈スピリチュアルニーズのアセスメント〉
〈全体像のアセスメント〉
[多様な方法を用いて個別的に介入する]
〈傾聴〉〈共にいる〉〈笑顔〉
〈祈る〉〈タッチング〉
[パストラルケアチームと連携する]
[スピリチュアルケアのスタッフ教育を行う]
[患者が自分の内面と向き合い、自分の中にある力に気づけるようにケアする]
2.【スピリチュアルケアを支える看護者の資質】
[スピリチュアルニーズに気づけるアンテナを持つ]
[ケアに向かう看護者が自分のスピリチュアリティを成長させる]
〈自分の時間をとる〉〈神に祈る〉
〈看護者が自分のスピリチュアリティを理解する〉
〈看護者自身のスピリチュアリティを確立する〉
[ケアにおける看護者の姿勢]
〈受容的姿勢〉〈個別的に関わる〉
〈共感〉〈一人の人として関わる〉
〈患者を思いやる〉〈患者の立場に立ったケアを行う〉
〈看護者のスピリチュアリティを押し付けない〉
3.【スピリチュアリティと身体の相互作用】
[疼痛コントロールの大切さ]
[身体的ケア技術の大切さ]
[スピリチュアルケアがもたらす身体への影響]
〈スピリチュアルケアが身体的ケアにつながる〉
4.【目指す患者目標】
[目指す患者の目標]
〈患者の心に平安が与えられる〉
〈患者が生きる意味を見出す〉
〈死を前向きにとらえることができる〉

図1　学生の考える理想とするスピリチュアルケアとその構成要素

表札2【スピリチュアルケアを支える看護者の資質】

この表札の主要な要素は、[ケアに向かう看護者が自分のスピリチュアリティを成長させる（一一件）]、[ケアにおける看護者の姿勢（二六件）]、[スピリチュアルニーズに気づけるアンテナを持つ（五件）]であった。

[ケアに向かう看護者が自分のスピリチュアリティを成長させる]では、〈看護者が自分のスピリチュアリティを理解する（六件）〉、〈自分の時間をとる（四件）〉、〈看護者自身のスピリチュアリティを確立する（一件）〉〈神に祈る（一件）〉等の内容を学生たちは記述していた。これらの記述は、スピリチュアルケアの提供者である看護職者自身に内面的な成熟と安定したスピリチュアリティが必要であると学生が理解していることを示唆している。

[ケアにおける看護者の姿勢]では、〈個別的に関わる（六件）〉、〈一人の人として関わる（六件）〉、〈看護者のスピリチュアリティを押し付けない（五件）〉、〈患者の立場に立ったケアを行う（三件）〉、〈患者を思いやる（三件）〉、〈受容的姿勢（一件）〉、〈共感（二件）〉の内容が記述されていた。これらの記述は患者を一人のかけがえのない存在として受け入れ、自分の価値観を押し付けるのではなく、患者の個別性を尊重することが重要であることを学んでいることを示唆した。

[スピリチュアルニーズに気づけるアンテナを持つ]では、〝患者がスピリチュアルニーズを示した時に見逃さずにすぐに対応していくこと〟などの記述があった。このことは、患者の非言語的な表出にも気づくことができる看護者の感性が必要であることを示唆している。

表札3【スピリチュアリティと身体の相互作用】

学生たちの学習進度は緩和ケアの授業が始まる前であり、そのため、緩和ケアについてのまとまった系統的知識を学習する前のアンケート結果であることを読者には理解していただきたい。

この第三の表札の主要な要素は、［疼痛コントロールの大切さ（一件）］、［身体的ケア技術の大切さ（一件）］、［スピリチュアルケアがもたらす身体への影響（五件）］であった。

［疼痛コントロールの大切さ］では、〝疼痛のコントロールをし、身体の苦痛を取り除いていくことが大切である〟というラベルがあがっていた。

［身体的ケア技術の大切さ］では、〝ナースが行うケアの技術が重要だと思う〟というラベルであった。

［スピリチュアルケアがもたらす身体への影響］では、〝ケアによりスピリチュアリティの側面が満足すると治癒が早い〟などのラベルがあった。第三の表札を構成している学生の記述内容は、身体と心が深く関係し合っていることを前提に、身体的ウェルビーイングはスピリチュアル・ウェルビーイングに不可欠であること、看護技術の成熟度はスピリチュアル・ウェルビーイングに必要であり、患者のＱＯＬの向上に必須であると理解していることを示唆している。この授業の後、受講する「緩和ケア」の授業において、学生の頭の中で緩和ケアの学習内容とスピリチュアルケアの学習内容がリンクし、後期の領域別実習の中において、患者のスピリチュアルニーズアセスメントに生かされていくことを願っている。

表札４【目指す患者目標】

この第四の表札の主要な要素は、〈患者の心に平安が与えられる（二件）〉、〈患者が生きる意味を見出す（四件）〉、〈死を前向きにとらえることができる（二件）〉の内容を含む記述がなされていた。

本稿の冒頭に、看護は、病に倒れ、がんの宣告を受け、がんでなくともこれまでの生活パターンを大きく変えてしまわなければならないほどの健康障害を受け、人間存在の根底にかかわる自分自身の内面性（スピリチュアリティ）に向き合って生きる人々を対象とする職業であると述べた。学生のアンケート記述内容の第四の表札は【目指す患者目標】であるが、命の喪失が現実となる患者にとって目標とは何なのであろうか。看護はどのように患者の目標を支援することができるのであろうか。キューブラー＝ロスの五つの悲嘆過程の最終過程は「受容」であるが、それは、長い苦悩との戦いが終わり、自分の死という運命について、抑うつもなく怒りも覚えない段階であるという。スピリチュアルな側面へのかかわりは、患者が自分の死と向き合い、その死を受け入れ、自分の人生の意味とその終わりを受け入れ、「受容」の段階に達することや、家族のグリーフワークを支援し、悲しみのプロセスを乗り越え、人生に対して意味と目的を持って生きる新たな生活や価値観の構築を支援していくことであると、学生たちは学び考えている。今後の臨床実習の中での体験や観察を通して、スピリチュアルケアの内容について具体的に観察したり、考えたり、実践できるようになってほしいと願っている。

以上は、学生たちが理論学習によって学んだ中から想起し、「自分の考える理想とするスピリチュアルケア」と「それにかかわる重要な要素とは何か」の問いに答えた記述の分析と考察である。

三　看護におけるスピリチュアルケアの標準化された用語

何かが制度に載るためには、その存在がとらえられるために標準化された用語が必要である。看護は、看護実践の根拠の標準用語として〈看護診断〉を使う。診断用語は主として米国において開発されているが、日本で最も普及しているのは、北米看護診断協会インターナショナルが出している*Nursing Diagnoses: Definitions and Classification*である。邦訳の『NANDA-I看護診断――定義と分類　2012―2014』[6]は二〇一二年から二〇一四年までのもので二一七個の看護診断名が載っている。診断分類は一三領域から構成されている。

授業では、この一三領域を分割し、学生を七グループに分けてそれぞれに領域を割り当て、担当領域の中のスピリチュアルケアに関係する診断名を抽出する作業を実施した。スピリチュアルケアに役立つと思う看護診断名の診断指標は、テイラーの『スピリチュアルケア――看護の中の理論・研究・実践』の「第五章スピリチュアルアセスメント」のスピリチュアルアセスメントのガイドラインを照合しながら抽出した。一三領域全体でスピリチュアルケアに関連する診断名二七個を抽出した。

さらに、学生たちが診断名を把握した後、二事例を学生に渡し、グループで一事例を選び、スピリチュアルケアの看護過程を展開し、看護計画を立てた。最後の授業二コマを使って、各グループの看護計画とその根拠を発表し、討論と講評を得て、一五回の授業が終了した。事例分析を含む一五回の授業がすべて終了した後の一六回目の授業で、学生は質問「あなたの考える理想とするスピリチュアルケアとはどのようなケアですか、それにかかわる重要な要素は何であると思いますか」に答えたが、その内容をKJ法で分析した内容が先述の図1である。

これはあくまでも学生たちが理論学習を終え、学んだ中から想起して問いに答えてくれたものである。このように答えた学生たちが明日からすぐに臨地でスピリチュアルケアを実践できるとは限らない。一年次と三年次にアンケートに答えてくれた一期生は卒業し、現在、新卒として、臨床のルーチンを修得するのに忙しい日々を過ごしているころで、患者のスピリチュアルニーズのアセスメントを行うゆとりがなく過ごしている時期であろう。しかし、彼らが新人ナースの時代を乗り越え、中堅ナースになったころ、患者のスピリチュアリティに向き合う勇気を持ち、全人的看護の中で、パストラルケアの専門家と連携してスピリチュアルケアを実践していることを願うと同時に、数年後のケアの実態調査を今後の課題としたい。

注

(1) 看護を行う者とその看護を受ける対象者が、共に人間の尊厳の回復と維持、心と身体と霊の調和のとれた健康を目指し、「自分を愛するようにあなたの隣人を愛せよ」とのキリストの御言葉を具体的に実践する看護をいう。

(2) Taylor, Elizabeth Johnston, *Spiritual Care: Nursing Theory, Research, and Practice*. Pearson Education, Inc. Publishing as Prentice Hall, 2002. エリザベス・ジョンストン・テイラー『スピリチュアルケア――看護のための理論・研究・実践』江本愛子、江本新監訳、医学書院、二〇〇八年。

(3) 小藪智子、白岩千恵子、竹田惠子、太湯好子「スピリチュアル認知の有無と言葉のイメージ――緩和ケア病棟の看護師、一般病棟の看護師、一般の人、大学生の特徴」『川崎医療福祉学会誌』(川崎医療福祉大学) 19 (1)、二〇〇九年、五九—七一頁。

(4) Medical Audio Visual Communications, Inc.『看護のためのスピリチュアルケア』、本郷久美子日本語訳監修、DVD全8巻、医学映像教育センター、二〇〇九年。

(5) 本郷久美子、後藤佳子、遠田きよみ、山口道子「学生が学んだスピリチュアルケアの要素――科目「スピリチュアルケア」の学生レポートから」『三育学院紀要』4 (1)、二〇一一年、三一—三九頁。

(6) Herdman, T. Heather (ed.), *Nursing Diagnoses: Definitions and Classification 2012–2014* (Nanda International). John Wiley & Sons Inc., 2011. T・ヘザー・ハードマン編『NANDA-I看護診断――定義と分類 2012—2014』日本看護診断学会監訳、医学書院、二〇一二年。

米国産の宗教コーピング尺度ＲＣＯＰＥ(Pargament et al., 2000)
――尺度開発と日本での活用上の課題

松島　公望

一　はじめに

筆者が担当する「米国産の宗教コーピング尺度ＲＣＯＰＥ（Pargament et al., 2000）――尺度開発と日本での活用上の課題」を論じる前に、まず確かめておかなければならないことがある。今回、尺度開発について説明し、論じるのであるが、それは、今回のシンポジウムのテーマである「スピリチュアルケアを制度に載せる」との立場から論じるということである。

「当たり前のことを書いている」と思われる方が多いと思うが、われわれ心理学者が通常、尺度開発を行い、その尺度を活用し、研究を進めていくことと、「制度に載せる」ことを前提にしながら尺度開発を行い、その尺度を活用していくのでは、目指すべきゴールが異なるということなのである。

心理学者にとっては、自分たちが開発した尺度を通して、自分たちがとらえたいと考えている現象をとらえることができれば、おおよその時点でゴールとなるわけではある。しかし、「制度に載せる」を前提とした場合、自分たちが開発した尺度を通して、自分たちがとらえたいと考えている現象をとらえることは、あくまでもスタートにすぎない。「制度化すること」をゴールとした場合には、尺度開発は決して大袈裟ではなく、最初も最初、はじめの一歩の作業にすぎないのである。

尺度を開発し、活用し、制度化したいと考えている現象をとらえることができたとしても、ゴールとしての「制度化」から見ると、やっと現象をとらえることができたにすぎず、それから先の「制度化」に至るプロセスはあまりにも長く、その後もいくつものハードルが待ち受けているわけである。おそらくこのことはこの領域にかかわる人間であればおおよそ理解できることであると思われる。

「制度化すること」をゴールとした場合には、尺度開発がはじめの一歩であることは明らかなわけであるが、だからといって、尺度を開発することに対して、大した労力をかけなくてもよいということではない。制度化するためには、アセスメント（査定）や評価は必ず必要となることから、アセスメントや評価を行うための測定道具（ものさし）である尺度は欠かすことはできない存在でもある。なぜ尺度は欠かすことができないかというと、制度化したいと考えている現象（本シンポジウムでは「スピリチュアルケア」）をとらえようとしたときに、その現象に対して、主観的ではなく、客観的に、実証的にとらえる必要があり、これら客観的、実証的な要件に耐えうる手続きを踏んだ尺度を活用することが最低限求められているからである。

本稿では、「制度に載せる」を前提とした――「制度化する」をゴールとした――視点から、パーガメント（**K.I. Pargament**）らが開発した宗教コーピング尺度「ＲＣＯＰＥ」をもとに「尺度開発と日本での活用上の課題」を論じていく。ただし、「現象をとらえる」こと自体については、通常われわれ心理学者が行う尺度開発の視点、方法と同一であると筆者は考えていることから、その箇所については、自分自身の経験を踏まえて論じたいと考えている。

二　宗教コーピング尺度「ＲＣＯＰＥ」について

宗教コーピング尺度「ＲＣＯＰＥ」を説明する前に、コーピングおよび宗教コーピングについて簡単に触れておく必要があるだろう。コーピングとは、日本語では「対処行動」とも言われているが、その意味するところは「ストレス解消法」である。嫌なことがあったり、ストレスを感じることがあったりすると、われわれは、スポーツをしたり、カラオケで思い切り歌ったり、お酒を飲んだりといった行動を取り、ストレスを解消しようとする。このようなストレス解消法にまつわる行動をコーピングと呼んでいる。そのコーピングのうちで宗教を用いたコーピングを「宗教コーピング」と呼ぶわけである。

そして、パーガメント、コーニック（**H.G. Koenig**）、ペレツ（**L.M. Perez**）の三名の研究者によってＲＣＯＰＥは開発され、二〇〇〇年に*Journal of Clinical Psychology* 誌にて報告された。第一著者であるパーガメントは、宗教コーピング研究では世界的に有名な研究者でもある。ＲＣＯＰＥの意味については論文には掲載されていなかったことから、直接、パーガメントに確認を取ったところ、「正式な頭文字ではないが、**Religious Coping** の略である」とのコメントをいただいた。

筆者が、今回、ＲＣＯＰＥをもとに報告するのは、ＲＣＯＰＥのベースとなる二〇〇〇年の論文（**Pargament et al., 2000**）を二〇一〇年に翻訳した一人であったことによっている[1]。また、自分自身もこれまで宗教性に関する研究を行い、尺度開発を行ってきたことから、今回のシンポジウムのメンバーの一人に加わったわけである。

今回のシンポジウムのテーマは「スピリチュアルケア」である。しかし、筆者が紹介するのは「宗教コーピング」に関する尺度についてである。そのことから、「どうしてスピリチュアルケアではなく宗教コーピングなのか」と思われた参加者もいたであろう。実は筆者も同じことを考えていたのだが、自分なりに次のように考えてみた。

宗教コーピングを含めコーピングは、複数の側面が存在している。パーガメントらが開発したＲＣＯＰＥも複数の側面から宗教コーピングをとらえ、考案している。スピリチュアルケアにもさまざまな側面が存在しており、尺度を開発する際には、ＲＣＯＰＥと同様に複数の側面からとらえ、考案する必要がある。

また、宗教コーピング研究は日本ではほとんど行われていない。同様に、スピリチュアルケア研究も日本ではほとんど行われていないのが現状であろう。そうなると、先行する欧米の研究から学ぶことは非常に重要となってくる。実際、ＲＣＯＰＥでの尺度開発の工程は非常に丁寧に行われており、実証的な宗教性／スピリチュアリティ研究を行う者にとっては学ぶべきことが多い。その工程は、「スピリチュアルケア尺度」を開発する際にも有効な示唆を与えてくれると思われる。

ただし、本稿のサブタイトルにも挙げているように、宗教コーピングにしろスピリチュアルケアにしろ、研究する（尺度開発する）にあたっては、日本での活用上の課題が共に存在している。これらの共通項から、ＲＣＯＰＥを取り上げて、日本におけるスピリチュアルケア研究について考えを広げていくことができると、筆者なりに考えたわけである。そのような視点からＲＣＯＰＥの概要について見ていきたいと考えている。

（1）ＲＣＯＰＥにおける理論的枠組み

パーガメントらは、ＲＣＯＰＥ開発の基礎となる理論的解釈として、「ＲＣＯＰＥを導き出した四つの基礎となる仮説」を提案している。その四つの仮説とは、（1）理論ベースで機能的である、（2）宗教の肯定的側面だけでなく否定的側面にも開かれている、（3）包括的である、（4）実証ベースだが臨床的にも妥当であり、有意義である、となっている。

以下、RCOPEにおける理論的枠組みとして、この四つの仮説から考えてみたい。

1　理論ベースで機能的である

パーガメントらは、宗教コーピングにおける尺度は、宗教がコーピングにおいて演じる、宗教の機能的観点と役割の点で、理論的でなければならないと述べている。その観点から五つの基本的な宗教的機能とそれに対応する宗教コーピング方法を挙げている。

①　意味（意味を見いだすための宗教コーピング方法）

苦難や不可解な人生経験に直面したとき、宗教はそれらの経験に対する意味を提供する。

②　コントロール（コントロールを得るための宗教コーピング方法）

人が自分自身の資源を超えるほどの出来事に直面したとき、宗教は支配やコントロール感覚の獲得に多くの道を提供する。

③　慰め／スピリチュアリティ（慰めと神に対する接近を得るための宗教コーピング方法）

宗教／スピリチュアリティを通して、慰めや安心が与えられる。

④　親密性／スピリチュアリティ（他人に対する親密性と神に対する接近を得るための宗教コーピング方法）

他者との親密性は、聖職者や教会のメンバーからのスピリチュアルなサポートによって促進される。

⑤　人生の転換（人生の転換を達成するための宗教コーピング方法）

宗教は、主要な人生の転換（回心体験を含む）といった古い価値観の放棄や新しい根拠の発見において、人々をサポートすることがある。

2　宗教の肯定的側面だけでなく否定的側面に対しても開かれている

宗教にもコーピングにもプラスに働く面とマイナスに働く面が存在している。宗教におけるコーピング尺度は、一般的に、肯定的側面に焦点を当ててきた。しかし、潜在的に機能不全をきたすタイプの宗教コーピングについても考慮することは重要である。ＲＣＯＰＥは、否定的な側面について取り上げている（例「2：神の罰としての再評価」「3：悪魔の仕業としての再評価」「8：直接的なとりなしの嘆願」「14：スピリチュアルな不満」「18：対人関係的な宗教的不満」など。質問項目の詳細は、一二二頁以下の付表1を参照のこと）。

3　包括的である

宗教は、多機能的な性質を有し、それに応じるかたちでコーピング方法も存在するにもかかわらず、これまでの一般的なコーピング尺度では、宗教に関する項目は一つか二つしか扱っていないことが多かった。例えば広く使用されているラザラスとフォルクマン（一九八四）の六七項目のコーピング様式尺度では、宗教的な項目について「新しい信仰を見いだした」と「祈った」の二項目しか扱われていない。[2] この現状を受けて、ＲＣＯＰＥでは、「能動的、受動的、相互作用的なコーピング方法を含む。問題焦点型、情動焦点型アプローチを含む。認知的、行動的、対人関係的な領域およびスピリチュアルな領域をカバーする」[3] とパーガメントらも述べており、宗教コーピングを包括的にとらえようとしている（ＲＣＯＰＥは二一尺度×五項目＝一〇五項目で構成されている。付表1を参照）。

しかし、パーガメントらは以下のような留意事項も述べている。

「宗教コーピングにおける測定尺度は、広範囲の宗教コーピング活動を査定すべきである。もちろん、一つの測定道具において、全ての宗教集団による全ての状況に対するコーピング方法を反映する尺度を開発することは、現実的には実行不可能であろう。しかしながら、ユダヤ・キリスト教伝統のアメリカ人の主流に対して適用可能な宗教コーピング方法を査定することは可能である。(4)」

上記のとおり、RCOPEはできる限り包括的に宗教コーピングをとらえようとしてはいるが、あくまでも「ユダヤ・キリスト教伝統のアメリカ人」を対象にした尺度であることに留意する必要があるわけなのである。

4　実証ベースだが臨床的にも妥当であり、有意義である

RCOPEは、実証的な先行研究に基づいて構築されているとともに、臨床的な側面も考慮しながら開発されており、臨床的にも意義あるものとなっている。

上述のように、パーガメントらはRCOPEを開発するにあたり、四つの基礎となる理論的枠組みを示している。ある現象をとらえようとして、尺度を開発しようとした際には、開発の根拠となる理論が必要になるわけである。当然のことながら、やみくもに質問項目を挙げていったとしても、そこには妥当性、信頼性といった科学的な根拠はなく、尺度の体をなしていない。尺度を開発する際には、「背景」となる理論的枠組み（仮説、構成概念）を丹念に検討し、その理論的枠組みから質問項目の内容／形式を練り上げていき、尺度としての体を構築していく必要

があるのではないだろうか。ＲＣＯＰＥの理論的枠組みはそのような最も基本的な事柄を示唆しているのである。

（2）ＲＣＯＰＥにおける尺度開発

ＲＣＯＰＥは、理論的枠組みだけではなく尺度開発について丹念な作業がなされており、そこから多くのことを学ぶことができる。

ＲＣＯＰＥの尺度開発は、大学生を対象とした第一研究と高齢の入院患者を対象とした第二研究によって構成されている。第一研究の調査対象者は、大学生　五四〇人（平均年齢　一九・〇歳、範囲　一八～三八歳）であり、第二研究の調査対象者は、高齢の入院患者　五五一人（平均年齢　六八・四歳、範囲　五五～九七歳）であった。特に、第二研究の調査対象者の選定については、以下のように論文において詳細な説明がなされている。

「第二研究の調査対象者は、コンピュータに記録された病院の受診リストからリサーチアシスタントによって研究に適合するように選定された。適合する患者（$N=735$）は、リサーチアシスタントによって、病院の部屋を訪問され、参加に同意した患者が彼らの病室でインタビューを受けた。合計一八四名の患者は、現実的な制約（退院、検査中、昏睡、参加拒否）と同時に、医療的理由（重病、または認知的に参加が不可能）によって除外された。全体的な回答率は七五％であった。[5]」

また、パーガメントらは、「患者に対するインタビューの長さを制限するために、ＲＣＯＰＥの短縮版（各下位尺度ごとに三項目——付表1の＊印の付された項目）を使用したこと」、「病院と大学のデータは同時に回収されたので、短縮版のために選択する基準に関する実証的証拠が無かったため、短縮版で使用された項目は、純粋に主観的な基準で選択された」ことについても論文にて触れている。[6]

高齢の入院患者という調査実施が非常に困難である対象者について、どのような手続きを踏んで行ったのかといった情報は重要である。そのような意味で、自分が同じような調査を実施しようとする際には、先行研究からこのような「調査の手続き」について学ぶことも重要なのである。

第一研究のデータ分析では、①探索的因子分析（二一下位尺度一〇五項目にて分析。最終的に一七因子一〇〇項目を抽出）、②ＲＣＯＰＥとストレッサーに関する尺度（身体的健康、精神的健康（ＧＨＱ）、情動的苦悩、ストレス関連成長、宗教的成果）との間の相関分析、③増分妥当性の検討（人口統計学的変数（ジェンダー）や包括的宗教性測定尺度の効果以上に、ＲＣＯＰＥが人生上の危機に対する調整を予測する程度を検討する）を行っている。

第二研究のデータ分析では、①確認的因子分析（短縮版二一尺度×三項目＝六三項目にて分析し、最終的に一四因子五一項目にて検討）、②弁別的妥当性の検討（大学生と高齢の入院患者におけるＲＣＯＰＥの下位尺度得点の比較［t検定］。より重大な人生上の出来事に直面している高齢の入院患者は大学生よりも高いレベルの宗教コーピングが見られるとの仮説をもとに分析）を行っている。

以上のように、ＲＣＯＰＥでは、第一研究、第二研究を通して、複数の観点から妥当性、信頼性を検討している。どのようなデータ分析を行えば、尺度の妥当性、信頼性の検討を適切に行うことができるのかをＲＣＯＰＥのデータ分析から学ぶことができるように思われる。特に、日本では、臨床的な側面を考慮に入れた宗教性／スピリチュアリティに関する実証的研究が決して多くはないことを考えると、第一研究、第二研究との手順を踏み、それぞれの調査対象者の特性に適ったデータ分析を行ったＲＣＯＰＥは多くの示唆を与えてくれるのではないだろうか。

三　日本での活用上の課題

ＲＣＯＰＥから日本における欧米の尺度の活用への道筋を考えてみたい。

ＲＣＯＰＥは、ユダヤ・キリスト教伝統のアメリカ人の主流を対象に開発されていることから、現状のまま日本で活用してもやはり問題が生じると考えられる。しかし、日本では宗教コーピングについてほとんど研究がなされていない現状を鑑みると、これまでの欧米の研究の反省から開発されたＲＣＯＰＥから多くのものを学ぶことができるのではないだろうか。

(1) 様相が異なる宗教性

例えば、理論的枠組みにて示した「五つの基本的な宗教的機能とそれに対応する宗教コーピング方法」を基準として、日本の神道、仏教、キリスト教といったかたちで対照させながら、それぞれ具体的な手続きを導き出していくことができるように思われる。特に、日本でもキリスト教、クリスチャンを対象とした場合、ＲＣＯＰＥの大幅な修正が必要ないように思われる。付表1に示したＲＣＯＰＥの質問項目を見ていただければ、多少の修正は要すると思われるが、おおよそこのまま使用できるのではないかと実感される方が多いのではないだろうか。

そのように実感される方が多いのは一体なぜなのだろうか。その理由として、「宗教集団によって、教義、組織、施設、メンバー（信徒）とのかかわりなどが異なるからである」と筆者は考えるのである。それは、そのまま「宗教集団によって宗教性の様相が異なること」を意味している（ＲＣＯＰＥでいえば、欧米、日本の違いがあったとしても、キリスト教という同一の宗教集団であったことから宗教性の様相もほとんど異なることなく、大幅な修正も必要がなかったということになるわけである）。

宗教性とは、「個人がどの程度宗教に関与しているのか」を測定する指標であり、「宗教（宗教にまつわる事柄・事象）について、知り、信じ、感じ・体験し（＝宗教意識）、行う（＝宗教行動）こと」をあらわしている。宗教意識と宗教行動を包括する枠組みが宗教性である（表1を参照）。

表1　宗教性の構造

宗教性		
宗教意識		宗教行動
認知的成分	感情的成分	行動的成分
宗教的知識	情緒的な体験（宗教体験）	個人，社会の場における宗教的な行動
宗教的信念		

この枠組みに沿って、それぞれの宗教集団に宗教性を当てはめてみると、例えば仏教であれば、仏を信じる、仏典を読む、お経を唱える、坐禅をするといったように、キリスト教であれば、イエス・キリストを信じる、聖書を読む、祈る、讃美歌を歌うといったように、宗教集団によって宗教性の様相が異なるのは明らかである。

そして、宗教性の様相が異なるということは、それはそのまま「宗教コーピング（宗教を用いたコーピング）」も宗教集団によって異なることを意味するわけである。これは「スピリチュアルケア」にも通じる問題でもある（スピリチュアルケアについては、宗教、宗教集団との関連についてさまざまな議論があることは承知しているが、それぞれの宗教系病院や施設が深くかかわっているスピリチュアルケアの現状を鑑みると、宗教コーピングと同じようなとらえ方ができると筆者は考えている)。すなわち、宗教コーピングやスピリチュアルケアといった宗教性/スピリチュアリティが絡む実践場面を想定した研究(応用研究)では、「対象によって宗教性/スピリチュアリティの様相が異なること」を常に留意する必要があるということなのである。

「対象によって宗教性/スピリチュアリティの様相が異なること」を常に留意するということは、自分が何か研究を始めようとした際には「研究対象を明確にすること」にもつながる。そして、「研究対象を明確にすること」により、ときに「個別性が強い」といったことが生じることにもなる。この「個別性が強い」という問題は、心理学的研究では厄介な問題にもなりうるのである。

心理学的研究の目指すところは、問題となる対象、現象に対して一般化、普遍化することにある。個別性が強いとなると、一般化、普遍化とは離れたものになってしまい、研究としての精度が決して高くはないといった評価を下されてしまうことがある。

筆者はこの問題について次のように考える。心理学的研究が求める一般化、普遍化は、科学としての心理学の立場から考えた際に、非常に重要であることは承知している。しかし、一般化、普遍化にこだわりすぎることにより、研究対象となっている人々の中心にあるものを捨象してしまうことにもなってしまう。人々の中心にあるものを捨象してしまう心理学的研究とは一体何であるのか。

宗教にかかわる者の中心にあるのは、「信仰(宗教性)」ではないだろうか。そして、この「信仰(宗教性)」という存在(構成概念)は個別性の強いものである。しかし、個別性が強いからといって、その人の中心にある「信仰(宗教性)」を削ぎ落としてしまう研究とはいかなるものであるのかと、そのように筆者は考えるのである。

この問題は、宗教性/スピリチュアリティが絡む実証的研究の難しさを象徴しているようにも思われる。科学的であるためには、一般化、普遍化が求められる。しかし、研究対象を丁寧にとらえようとしたときに個別性も最大限考慮していかなければならない。宗教性／スピリチュアリティを実証的に研究しようとする者は、研究対象に「信仰（宗教性）」という個別性の強い構成概念がかかわってくるので、「一般化、普遍化⇕個別性」のジレンマと常に格闘しなければならないのである。

（2）研究対象の明確化

筆者もこのようなジレンマと永きにわたり格闘しているが、その経験を踏まえて、研究対象によって様相が異なる宗教性／スピリチュアリティ研究については、個別性が強くなってしまう側面を十分に理解した上でもなお、「研究対象を明確にすること」によって研究を構築していくことを提案したい。それは永きにわたる日本における実証的宗教心理学的研究の沈滞に対する反省でもある。

「日本人（全般）の宗教性はとらえにくい」との言説も永きにわたり言われ続けてきた。しかし、これは筆者個人の見方であるが、とらえにくい研究対象に対してひたすら「日本人（全般）」という広い枠組みからとらえようとしても、やはりそれらを詳細にとらえることは困難なように思われる。加えて、一般化、普遍化、平均化の視点からアプローチすると、さらにとらえようとした研究対象が薄まったかたちになってしまい、結論もやはり「日本人（全般）の宗教性はとらえにくい」といったものになってしまう。このような悪循環を繰り返してきたのではないかと筆者は考えている。この悪循環を打破するためには、「研究対象を明確にすること」を提案したい。すなわち、自分が調査したい研究対象（宗教集団）を教団・教派レベルまで明確にして研究を構築していく必要があると考えるのである。これはスピリチュアルケアでも同じである。自分が調査したいと考える「スピリチュアルケア」という現象に対して、そのケアにかかわる研究対象をできる限り明確にして研究を構築していくということなのである。

この方略は、「研究対象」から調査・研究の「軸」を設定するというものである。研究対象を明確にすれば、おのずと研究対象にかかわるフィールドも明確になり、とらえようとする現象は必然的にとらえやすくなる。実践場面を想定した研究（応用研究）では、研究をまとめるためにフィールド、現象を明確にしていく必要があるわけだから、この方略であれば研究計画も立てやすくなるように思われる。

本稿の主題であるＲＣＯＰＥについても、パーガメントらは「ユダヤ・キリスト教伝統のアメリカ人の主流に対して適用可能な宗教コーピング方法を査定することは可能である」と研究対象を限定するかたちで尺度開発を行っている。パーガメントらの言葉からも、筆者の提案は決して突飛なものなどではなく、様相が異なる宗教性／スピリチュアリティを研究として扱う場合には、「研究対象を明確にすること」は非常に重要な視点なのである。

（3）研究上の注意点

最後に、研究対象を明確にし、研究を行っていく上で注意すべき二つの事柄について言及しておきたい。

一つ目は、自分が調査したいと考える研究対象が明確になったら、その研究対象の中に存在している、もしくは関与している「宗教性／スピリチュアリティ」について丹念に検討し、研究のベースとなるその構成概念を明確に定義する必要があるということである。

自分が研究しようとする対象者がどのような宗教性／スピリチュアリティを有しているのかが曖昧であると、せっかく研究対象を明確にしてもその後の尺度開発―調査―データ分析も曖昧になってしまうことが往々にしてある。そのことを避けるためにも、まず研究のベースとなる宗教性／スピリチュアリティ概念を明確に定義しておく必要があるわけである。

加えて、宗教コーピングやスピリチュアルケアといった応用研究では、最初に定義したベースとなる宗教性／スピリチュアリティ概念から実践場面を想定し、その現場で起こっている事象を検討し、定義づけを行う必要がある。つまり、自分が行う研究において、「宗教コーピングとは…と定義する（仮定する）」「スピリチュアルケアとは…と定義する（仮定する）」といったかたちで検討し、示す必要があるわけである。このような作業を行わないと、とらえようとしている現象は曖昧なまま放置されることになり、その後の尺度開発―調査―データ分析も曖昧になってしまう。ＲＣＯＰＥで示されている理論的枠組みはこのような側面からも参考になるように思われる。ただし、ＲＣＯＰＥは、「ユダヤ・キリスト教伝統」が大前提となっていることから、ベースとなる宗教性／スピリチュアリティ概念については論じられていない。しかし、日本では欧米のような大前提となる宗教性／スピリチュアリティ概念は存在していないことから、日本では研究を行う際には、このベースとなる構成概念から検討していく必要があることを忘れてはならない。

二つ目は、尺度開発をはじめとする研究方法論を精練させることである。今回のＲＣＯＰＥは、研究方法論の側面から見ても一つの見本になる。前節で論じたように、ＲＣＯＰＥでは第一研究、第二研究を通して、複数の観点から妥当性、信頼性を検討している。特に、日本では、臨床的な側面を考慮に入れた宗教性／スピリチュアリティに関する実証的研究が多くはないことからも、ＲＣＯＰＥによる方法論的示唆は貴重であると考えるのである。

スピリチュアルケアは、ＲＣＯＰＥの第二研究と同様にその主たる研究対象者は高齢の入院患者となる場合が多いように思われる。当然のことながらその調査は非常に困難を極めることは明らかである。現場の実状を考慮に入れながらも、実証的研究として担保できる水準を維持しながら調査の手続きを組み立てていくことは容易なことではない。そのことからも、どのような調査の手続きを取る必要があるのかを含め、丹念に研究方法論を検討していく必要があるように思われる。それには素材となる先行研究が必要となってくる。今回、ＲＣＯＰＥを紹介した理由はこのような面からもつながってくるわけである。

必要に応じて欧米の先行研究を活用しながら宗教性／スピリチュアリティに関する実証的研究における研究方法論を精練させることができれば、それぞれの調査で示されるエビデンスがより強固なものになることは明らかである。

研究対象を明確化することにより、個別性が高まり、科学としての心理学が求める一般化、普遍化の視点が弱まってしまうことがあるかもしれないが、研究方法論を精練し、より頑健な実証的研究を行っていくことができれば、そこにまた新たな生産的な議論が生じる可能性は十分に考えられる。さらにいうと、「①研究対象の明確化→②ベースとなる宗教性／スピリチュアリティ概念の明確化→③現場で起こっている事象に関する概念（宗教コーピングやスピリチュアルケアなど）の明確化→④研究方法論の精練」といった手順によって研究を構築していくことができれば、現場に即した応用研究を含め、宗教性／スピリチュアリティに関する実証的研究は、現在までの沈滞を抜け出し、これまでにはないかたちで社会や学問領域に対する貢献が増大していくと、筆者は考えずにはいられないのである。

四　おわりに

本稿では、ＲＣＯＰＥを紹介し、ＲＣＯＰＥの理論的枠組みおよび尺度開発の手順を適宜対照させながら、日本での活用上の課題を論じた。「制度化すること」をゴールとした場合でも、現象をできる限り正確にとらえるために、尺度を開発し、その尺度をもとにアセスメントおよび評価を行わないといけないことから、今回論じたことは、当然、「制度化」にとって必須の事項であることは明らかである。

ただし、最初にも述べたが、「現象をとらえる」という作業は「制度化」にとっては最初の作業にすぎない。特に、「現象をとらえる」ために行う「尺度開発」は、最初も最初、はじめの一歩の作業にすぎないわけである。さらに、尺度開発から制度化に至るプロセスはあまりにも長く、その間にはいくつものハードルが待ち受けている。当然のことであるが、ある現象を制度化するということは並大抵の苦労ではないわけである。

今回のシンポジウムのタイトルは「スピリチュアルケアを制度に載せる」であるが、これを行うということは、おそらく想像をはるかに超えるだろう困難な壁にぶつかっていこうとするものであり、「制度化」に向けた作業に携わったことがない筆者でもそのことは十二分に理解することができる。もしスピリチュアルケアを制度化することに向けて動き出すのであれば、われわれはそのことを肝に銘じておく必要があるように思われる。

それでは、そのような困難で長いプロセスを経てたどり着くであろう「制度化」に向けてわれわれは何を行っていけばよいのだろうか。先述したとおり、筆者は「制度化」に向けた作業に携わったことがないことから、筆者の立場から考えられる今われわれができることについて述べてみたい。それは、「制度化」というゴールを見据えた上での「協働」、そして「体系化」への作業を行っていくことではないかと考えている。

制度化するにあたっては、現場のニーズのみならず、経済・経営的な事柄や法制度に関する事柄など取り組まなければいけない課題が数多く横たわっており、さまざまな分野の「協働」が必要となる。今回のシンポジウムでもさまざまな分野の研究者がシンポジストとして集まっていることもそのあらわれの一つであろう。

「制度化」というゴールに向けて、それぞれの役割に従って協働し、それらを一つのまとまりとして構築し、「体系化」へとつなげていくことが、「スピリチュアルケアを制度に載せる」ために必要なことであり、今われわれができることではないだろうか。

看護、介護、医療の現場に携わる人々は、現場のさまざまなニーズをすくい上げるという役割を果たすことができる。われわれ心理学者は、すくい上げられたさまざまなニーズをスピリチュアルケアという現象として実証的にとらえ直し、それを尺度として開発し、問題となっている現象をアセスメント／評価し、客観的な情報として提供するという役割を果たすことができる。さらに、その客観的な情報を通して、経済学者、法律学者や法律家、官僚たちは、経済・経営的な事柄や法制度に関する事柄を立案する／整備するという役割は果たすことができる。そして、このような「協働」作業の集積の先に「体系化」があり、さらにそれらが集積された先に「制度化」が見えてくるように思われるのである。

「制度化への道」は果てしなく遠い道のりかもしれない。しかし、「制度化すること」をゴールと定めて一歩踏み出していけば、そこから「制度化への道」が必ずつくられていくだろう。その大切な第一歩がこのシンポジウムではないかと筆者は考えているのである。

注

（1）Pargament, K.I., Koenig, H.G., & Perez, L.M., The many methods of religious coping: Development and initial validation of the RCOPE. *Journal of Clinical Psychology*, 56, 519-543, 2000. 小林正樹・松島公望・高橋正実「宗教コーピングのさまざまな方法――ＲＣＯＰＥの開発と初期妥当化」『中央学術研究所紀要』39、二〇一〇年、一二七―一五九頁。

（2）Lazarus, R.S. & Folkman, S., *Stress, appraisal, and coping*. New York: Springer, 1984.

（3）Pargament, et al., op.cit., p. 525. 小林他、前掲論文、一三六頁。

（4）Pargament, et al., op.cit., p. 525. 小林他、前掲論文、一三六頁。

（5）Pargament, et al., op.cit., p. 527. 小林他、前掲論文、一三八頁。

（6）Pargament, et al., op.cit., pp. 528-529. 小林他、前掲論文、一四一頁。

付表1　RCOPE 下位尺度，質問項目，および宗教コーピング方法の定義

（小林・松島・高橋（2010）より筆者が改変して作成）

［1］意味を見いだすための宗教コーピング方法

1：神の良き計らいとしての宗教的再評価――宗教を通し，ストレッサーを神の良き計らいや潜在的な恩恵として再定義すること。
＊1．自分の状況を神の計画の一部とみなした。
＊2．出来事の中に神からの教訓を見つけようと試みた。
＊3．この状況において，いかに神が自分を強くしようと試みているのかと，受け取ろうと試みた。
4．出来事は，私を神により近づけてくれるものと思った。
5．その状況がいかにスピリチュアル的に有益であるかと受け取る努力をした。

2：神の罰としての再評価――ストレッサーを個人の罪に対する神からの罰として再定義すること。
＊1．神が私を罰するような何かを神に対して行ったかしらと思った。
＊2．私の罪に対して，神が罰を与えているのだと思うことに決めた。
＊3．私の献身の足りなさに対する神による罰であると感じた。
4．私の罪に対する罰として，このような出来事が起こることを神が許したのかしらと思った。
5．私の信仰が足りないから神が私を罰しているのかしらと思った。

3：悪魔の仕業としての再評価――ストレッサーを悪魔の仕業として再定義すること。
＊1．私の状況の責任は悪魔にあると信じた。
＊2．その状況は悪魔の仕業であると感じた。
3．悪魔が私を神から遠ざけようとしていると感じた。
＊4．これを起こしたのが悪魔であると思うことに決めた。
5．悪魔がこの状況に関与しているのかしらと思った。

4：神の力に対する再評価――ストレスフルな状況に対して影響を及ぼす神の力を再定義すること。
＊1．神の力を疑った。
＊2．何らかのことは神のコントロールを超えていると考えた。
＊3．神は私の祈りの全てに応えることはできないことに気づいた。
4．神でさえ変えることのできない何らかのことがあると気づいた。
5．神でさえ限界があるのだと感じた。

［2］コントロールを得るための宗教コーピング方法

5：共同的な宗教コーピング――問題解決において，神とのパートナーシップを通してコントロールを得ようとすること。
＊1．神と共に私の計画を実行しようと試みた。
＊2．パートナーとして，神と共に取り組んだ。
＊3．神と共に状況が理解できるように試みた。
4．神が私と共に正しく取り組んでいると感じた。
5．私の心配を癒すために神と共に取り組んだ。

6：積極的な宗教的服従――コーピングにおいて，自分の出来ることをした上で，あとは神にゆだねること。
＊1．自分の最善をつくし，あとはその状況を神にまかせた。
＊2．自分の出来ることをし，そして残りを神の手にまかせた。
＊3．自分の出来ることに対してコントロールし，残りを神にまかせた。
4．自分に出来る最善を試み，残りは神にまかせた。
5．自分に出来る全てをなした後，その状況を神にまかせた。

7：消極的な宗教的待望――神が状況をコントロールしてくれると考えて，消極的に待つこと。
＊1．多くをなさず，ただ神が私のために私の問題を解決してくれることを期待した。
＊2．特には何も試みず，単に神がコントロールしてくれることを期待した。
＊3．対処しようとは試みず，ただ神が私の心配を取り除いてくれることを期待した。
4．私がその状況を扱うことができないと知っていたので，ただ神がコントロールすることを期待した。
5．多くをしようとは試みず，ただ神がなんとかするだろうと予想した。

8：直接的なとりなしの嘆願――奇跡やとりなしを神に嘆願することによって，間接的にコントロールを得ようとすること。
＊1．物事がうまくいくようにと神に嘆願した。
＊2．奇跡を祈った。
＊3．物事がより良くなるように神に交渉した。
4．神が物事をより良くしてくれるようにと交渉した。
5．すべての物事がうまくいくようにと神に嘆願した。

9：自己管理的な宗教コーピング――神からの援助を求めるよりはむしろ，個人的な主体性によって直接的なコントロールを得ようとすること。
＊1．神の助けなしに，自分の気持ちをなんとかしようと試みた。
＊2．神に頼ることなしに，その状況を意味あるものにしようと試みた。
＊3．神の助けなしに，成すべきことを決断した。
4．神からの援助なしに，自分自身の強さに頼った。
5．神の助けなしに，自分でその状況をなんとかしようと試みた。

[3] 慰めと神に対する接近を得るための宗教コーピング方法

10：スピリチュアルサポートの探求――神の愛とケアを通し，慰めと安心を求めること。
＊1．神の愛とケアを求めた。
＊2．神は私の味方であろうと信頼した。
＊3．神に，強さ，サポート，導きを求めた。
4．神は私と共にあると信頼した。
5．神からの慰めを求めた。

11：宗教への焦点化――ストレッサーから焦点を逸らすために宗教的活動に従事すること。
＊1．私の問題から私の心を切り離すために祈った。

＊2．私の問題について考えることをやめるために，スピリチュアルな事柄について考えた。
＊3．私の問題について心配することをやめるために，宗教に焦点を当てた。
4．その状況について考えることをやめるために教会へ行った。
5．神に焦点を当てることで，私の問題から私の心を切り離そうと試みた。

12：宗教的浄化——宗教的行為を通し，スピリチュアルな浄化を求めること。
＊1．私の罪を告白した。
＊2．私の罪に対する許しを求めた。
＊3．罪深さをより少なくするように試みた。
4．神からの許しを探求した。
5．私の罪深さがより少なくなるように神に求めた。

13：スピリチュアルな結びつき——個を超える力との結びつきの感覚を経験すること。
＊1．神とのより強い結びつきを求めた。
＊2．他の人々により強いスピリチュアルな結びつきを求めた。
＊3．私の人生が，いかにより大きいスピリチュアルな力の一部であるかを考えた。
4．より高い力との強い関係を築くように試みた。
5．スピリチュアルに関するより強い感覚を経験しようと試みた。

14：スピリチュアルな不満——ストレスフルな状況において，神の個人に対する関係に関し，混乱や不満を表現すること。
＊1．神が私を見捨てたのかしらと思った。
＊2．神は私の祈りに応えてくれなかったと怒り叫んだ。
＊3．私に対する神の愛を疑った。
4．神は本当にケアしてくれるのかしらと思った。
5．神は私のためには存在していないという怒りを感じた。

15：宗教的な境界線を引く——受け入れ不可能な宗教的行動から受け入れ可能な宗教的行動を明確に区別し，宗教的な境界内に留まること。
＊1．私の信仰とは異なる人々を避けた。
＊2．私の宗教の教えと実践に固執した。
＊3．私の信仰とは一致しないアドバイスを無視した。
4．私自身の信仰と同じ仲間から離れないでいようと試みた。
5．誤った宗教の教えから遠ざかっていた。

［4］他人に対する親密性と神に対する接近を得るための宗教コーピング方法

16：聖職者またはメンバーからのサポートの探求——宗教集会のメンバーや聖職者の愛やケアを通して，慰めや安心を求めること。
＊1．聖職者からスピリチュアルなサポートを求めた。
＊2．他者に私のために祈るように頼んだ。
＊3．私の教会のメンバーから愛と配慮を求めた。
4．私の宗教集会のメンバーから援助を求めた。
5．聖職者に彼らの祈りにおいて，私を思い出してくれるようにと頼んだ。

17：宗教的な助け――スピリチュアルサポートや慰めを他人に与えようと試みること。
＊1．他の人々の幸福のために祈った。
＊2．家族や友人に対してスピリチュアルなサポートを与えた。
＊3．スピリチュアルな強さを他者に与えようと試みた。
4．祈りを通して，他者に慰めを与えようと試みた。
5．スピリチュアルな慰めを他者に提供しようと試みた。

18：対人関係的な宗教的不満――ストレスフルな状況において，個人に対する聖職者やメンバーとの関係についての混乱や不満を表明すること。
＊1．教会が私にして欲しいことや信じて欲しいことと意見が合わなかった。
＊2．聖職者に不満を感じた。
＊3．私の教会は私を見捨てたのかしらと思った。
4．私の教会は私を拒否あるいは無視しているように感じた。
5．私の聖職者は，本当に私のためにいるのかしらと思った。

［5］人生の転換を達成するための宗教コーピング方法

19：宗教的方向の探求――古い生き方が役に立たないかもしれないとき，人生における新しい方向を見いだすための一助として宗教を求めること。
＊1．人生の新しい目的を探す上で，私を助けてほしいと神に頼んだ。
＊2．生きる上での新しい理由を見つけられるように祈った。
＊3．人生における私の目的を発見できるように祈った。
4．人生における新しい目的を神から求めた。
5．人生における新しい方向を神に求めた。

20：宗教的回心――人生における根本的な変化のために宗教を求めること。
＊1．宗教を通して，完全に新しい人生を見いだすように試みた。
＊2．完全なスピリチュアルの再覚醒を求めた。
＊3．私の人生の完全な転換を祈った。
4．私の人生の在り方の全てを変化させようと試み，新しい道・神の道に従おうと試みた。
5．スピリチュアルな生まれかわりを望んだ。

21：宗教的許し――平和への攻撃であるとみなされる怒り，痛み，恐怖からの転換における助けとして宗教を求めること。
＊1．私の怒りを去らせるために神に助けを求めた。
＊2．私の苦悩に打ちかてるように助けてほしいと神に頼んだ。
＊3．他者を許せるようにと神に助けを頼んだ。
4．私がもっと許せるようになるようにと神に助けを求めた。
5．私の憤りを放棄する上で，スピリチュアルな援助を求めた。

※選択肢は「まったくない(0)」「すこしある(1)」「だいぶある(2)」「非常にある(3)」の4段階評定である。
※短縮版のRCOPEは，各下位尺度に含まれる＊の付いた3項目で構成されるため，63項目となる（3×21=63）。

尺度開発と尺度を活用したスピリチュアリティ支援の方向性と課題

三澤　久恵

一　はじめに

ルネ・デュボス（René Dubos）は「人間が望む健康は、必ずしも身体的活力と健康観にあふれた状態ではないし、長寿を与えるものでもない。じっさい、各個人が自分のためにつくった目標に到達するのにいちばん適した状態であり、さらに人間だけが、肉体で経験するよりも、むしろ魂で感知する」[1]と述べている。

今日、急速な高齢化の進展の中で、高齢者にとって、長くなった老年期のライフステージを生き抜く上で自立した生活が求められ、高齢になっても健康な生活を送ることが人々の目標となり、well-being および自己実現を目指す健康づくりが求められる。高齢者の健康は、こころとからだがトータルにバランスの取れた状態に保たれることが必要であり、そのバランスを保つのはその人の持つスピリチュアリティの影響が大きいと考えられる。

地域で生活する高齢者の健康を考えるときに、高齢者のニーズに応じて、ＱＯＬの高い日々を過ごせるように、スピリチュアルの側面からの援助はますます必要となろう。そこで、二〇〇九年に地域で生活する高齢者の「生きる」ことの概念の生成を行い、その概念からスピリチュアリティのありようを把握するための尺度を開発した。その後、その尺度を用いた調査を行った。地域高齢者の健康増進の取り組みの一つとしてスピリチュアリティの側面からの援助をどのように進めていくかを検討していきたい。

二 スピリチュアリティ尺度開発への取り組み

（1）尺度開発の動機と意図

看護学生の臨地実習指導で訪れる病院、特別養護老人ホーム、介護老人保健施設等で多くの高齢者に出会う。高齢者のヘルスニーズへの対応にはスピリチュアリティの側面も含んだ総合的なアプローチが必要であることに気づかされる。わが国ではスピリチュアリティの概念が定まっているとは言えず、研究も主に緩和ケアに関する事例的なものが多く、さらに高齢者のスピリチュアリティに関する研究は少ない。ファラン（C.J. Farran）らはスピリチュアルケアの実践に向けて、神学、医学、心理学、社会学などに携わる研究者と学際的な「アセスメント・モデル」を考案し、患者のヘルスニーズを援助するときにスピリチュアルの側面も含んだ総合的アプローチが有用であるとしている。[2] スピリチュアルな側面は身体的、心理的、社会的面にも必ず影響を与え、絶対的な優位な位置づけとしている。

ターミナル期のみならず普通に生活している高齢者のスピリチュアリティのありようをアセスメントして、ケアへつなげる。高齢者のスピリチュアルな側面に対してケアするときに、ツールを用いてケアを展開でき、実践の評価も可能になれば、新たな看護の展開が期待できるであろう。また、それらの成果を生かした高齢者のスピリチュアリティのセルフケア支援プログラムの開発と評価も将来可能になると考える。

（2）尺度開発の経過と尺度の概要

海外で作成されたスピリチュアリティ尺度を検討したところ、神との関係や宗教的安寧など宗教的要素が強く、日本の今を生きる高齢者に適したものとは言えなかった。抽象的なスピリチュアリティを広範囲にとらえて評定できるツールを作成することは困難であるが、スピリチュアリティの概念を明らかにして、量的に把握し、統計的処理過程を行うことにより、実際の活用を図ることは可能であろうと考えた。地域で生活する高齢者を研究対象として、スピリチュアリティの構成概念を質的研究により明らかにし、その結果に基づき、日本の地域高齢者のスピリチュアリティの評定尺度の作成を試みた。

1　スピリチュアリティ概念生成

先行研究や、ＷＨＯ専門委員会が一九九三年にスピリチュアリティは「生きている意味や目的についての関心や懸念とかかわっていることが多い」と提言していること[3]などを参考にすると、スピリチュアリティの構成要素としては「生きる」ことの意味がある。ファウラー（Fowler）らは「スピリチュアリティはその人にとっての究極的な意味や信念、価値を持って生きる生き方である」[4]とする。そこで、高齢者は生きることをどのように考えているかを検討し、その結果から高齢者のスピリチュアリティの概念を明らかにすることができるのではないかと考えた。

対象を都内の老人福祉センター利用者として、青木信雄の高齢者を対象とした「たましいのケア」の枠組みから、[5]「思い出」や「自然や四季の移ろい」など人生について自由に語ってもらった。分析は修正版グランデッド・セオリー・アプローチの手順に準じて行った。分析テーマを「高齢者が生きる意味や目的を確認し、生きる力を形成するプロセス」とした。平均年齢は八二・三歳、インタビュー時間は一人平均五六分であった。一三名の分析で概念が出そろい、その後三名を追加し、一六名のインタビューで理論的飽和を判断した。

分析テーマに基づき、最終的に二三の概念を生成した。本研究対象者は常に生かされている自分の存在を確認していることがわかり、生きる力が形成されるプロセスの源となる。コア概念は《**生かされて生きている自分の存在の確認**》とした。その定義は、〝自分一人で生きているのではなく、まわりのものや大きな力によって生かされている自分であると考えていること〟である。コア概念を構成するコアカテゴリーは【乗り越えてきた道のり】、【人との絆】、【目に見えない力】、【生きている限り】、【自分の心に向かう】の五つが生成された。[6]

高齢者は老化による身体機能の低下や配偶者や家族との死別、社会的役割からの引退など、人生の危機的状況に直面して生活していることが確認できた。危機にある人間は常に重要なものを失うのではないかという恐れを感じている。スピリチュアリティは、人生の危機に直面して、「人間らしく」、「自分らしく」生きるための、自分の「存在の枠組み」であり、「自己同一性」であると言える。「存在の枠組み」はその人の存在を支えるものであり、生きることの根拠である。生きる意味の探求は各人の思考、意志、決定の関係に深くかかわる。エリクソン（Erikson）らが述べているように、高齢者は統合の感覚と絶望の感覚との釣り合いを必死に取ろうとする段階を生きていることが確認できたと言える。[7]

生成された二三の概念は危機的状況に直面して、乗り越えてきた道のりの再確認と、自分の置かれた状況を確認し、適応しつつ、毎日の生活を継続して、自分自身のこれからの人生の受容と死への考えを発展させる内容を持つ。それらは時間的な経過の中で、深まりを見せ、生きる力となる。

以上から、〈スピリチュアリティ〉の定義を次のように考えた。

「スピリチュアリティの本質は人間の生きることの根源にかかわり、自己の意識の根底をなし、人間に普遍的に存在する。自己の存在の意味が揺らいだときに自己意識の再構築に向けて、自己を超越した諸次元とのつながりを実感することにより、生きる意味や目的の根拠を支える」。

2　スピリチュアリティ尺度の構造

スピリチュアリティの構成概念は概念生成の質的研究の結果から、リード（P.G. Reed）のスピリチュアリティを表出する三方向の概念（対人関係の統合性、自分自身の中の結合性、人間の目には見えない超越的存在との結合性[8]）に時間軸を追加してモデルを構築した。時間的経過はフンゲルマン（J. Hungelman）らが示した構成要素を追加し[9]、三次元（五概念）モデルを構築した（図1参照）。一次元は時間軸（生きてきた歴史と人生への展望）として、「乗り越えてきた道のり（過去）」と「生きている限り（未来）」に二分した。二次元はスピリチュアリティの表出が「自分の心に向かう」イントラパーソナルな関係軸である。その対極にはトランスパーソナルな関係である「自己を超越した存在」が存在する。二次元の自己の心に向かい、自己を超越した存在の確認軸は「自分の心に向かう」と「目に見えない力」に二分した。三次元は「人との絆」軸である。

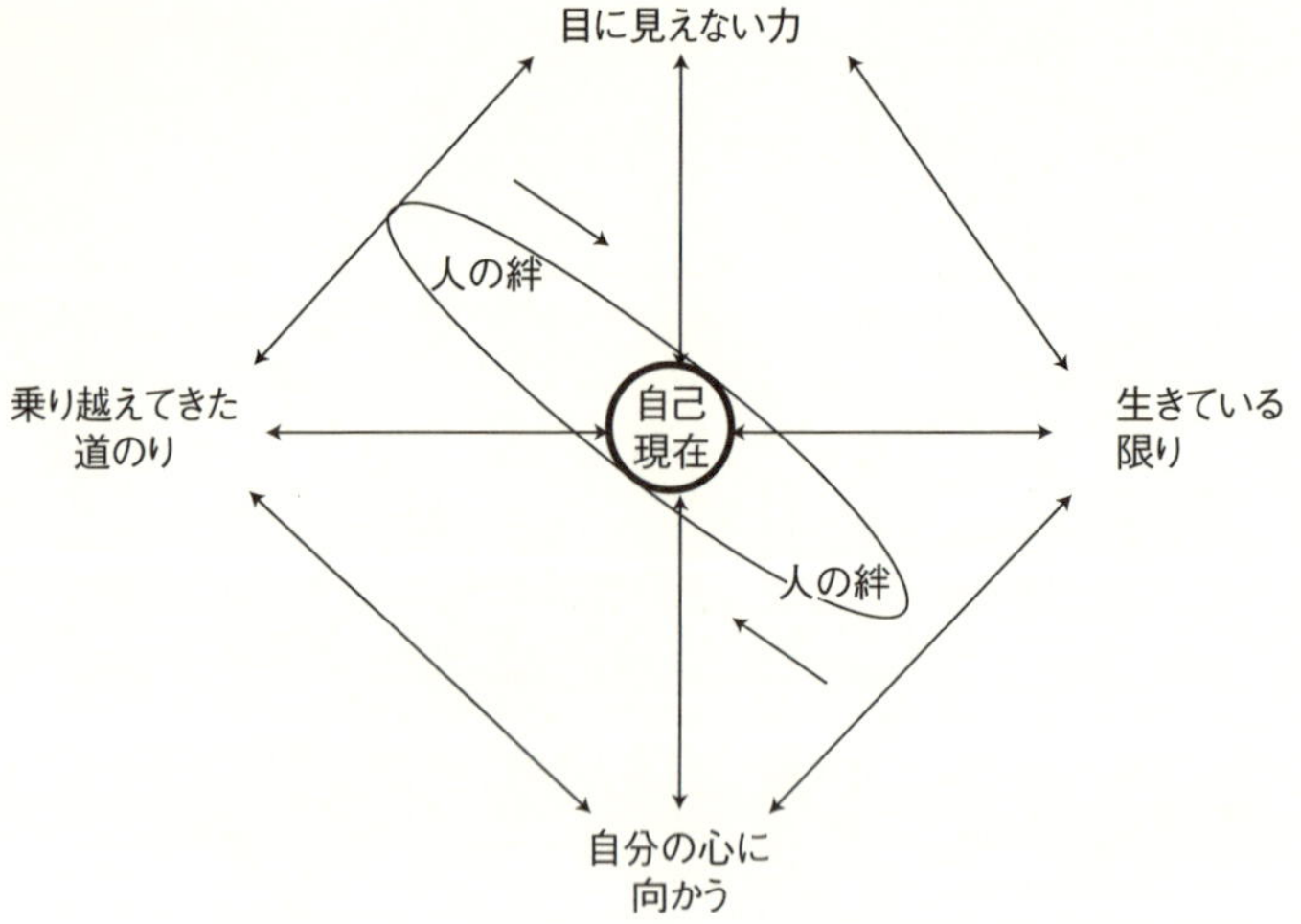

図1　高齢者スピリチュアリティ3次元（5概念）モデル

3　尺度質問項目原案作成

質問項目の原案はインタビューで語られたキーワードを中心として、偏りがないように、エンブレン（Julia D. Emblen）が一九六一〜一九八九年に出版された看護領域の専門雑誌と教科書からスピリチュアリティに関するキーワードを抽出し、カテゴリー化した内容[10]を参考にし、さらに既存尺度の項目の検討も行った。五概念に数項目ずつの設問文をつくり、老年学研究者、老年看護学教育者、老人福祉センター看護師・社会福祉士と意見交換をしながら、最終的に四二の設問項目を作成した。[11]

4　高齢者スピリチュアリティ評定尺度（Spirituality Rating Scale for the Elderly: SRS-E）

予備調査を経て、二九の質問項目を精選して、暫定尺度とした。高齢者スピリチュアリティ評定尺度の因子モデルとして、二次因子を「スピリチュアリティ」とした五因子二次因子モデルを仮定した。老人福祉センター利用者三五

表1　高齢者スピリチュアリティ評定尺度
（Spirituality Rating Scale for the Elderly：SRS-E）

乗り越えた道の確認 review of own life	1．多くの出来事を乗り越えて、今の自分があると思いますか 2．人生の節目を乗り越えてきたことは意味があったと思いますか 3．今生きている自分は親の生き方に影響されていると思いますか
他者とのつながり relation with others	4．あなたは誰かを大事にし、大事にされていると思いますか 5．あなたは誰でもわけへだてなく受け入れようと思いますか 6．あなたは出会った人やまわりの人をゆるそうと思いますか
超越的なものへの関心 interest in the transcendent	7．自分は自に見えない大きな力によって生かされていると思いますか 8．自分と自分の先祖や子孫（来世）は強い結びつきがあると思いますか 9．自分と宇宙（自然）との間にはつながりがあると思いますか 10．あなたは祈ることでやすらぎや幸せを感じると思いますか
自己存在の探求 pursuing own being	11．あなたは生きる意味を問いかけながら生きていると思いますか 12．自分が生きてきたことは何らかの意味があると思いますか 13．今、あなたにとって人生の意味は深まってきたと思いますか
未来への心の準備 composing mind to the future	14．あなたは自分の得たものをまわりの人に伝えていきたいと思いますか 15．心残りの無いように、まわりの人とよい関係を作ろうと思いますか 16．自分はいつお迎えが来ても心の準備はできていると思いますか

九名を対象とし、五件法の質問紙調査によりデータを収集した。三一〇名（男性七六名、女性二三一名）、平均年齢七七・八（SD4.1）歳から有効回答が得られた。二次因子モデルの適合度を確認的因子分析により検証した結果、五因子一六項目からなる二次因子モデルが統計学的な許容水準を満たし、尺度の構成概念妥当性を支持するものであった。またクロンバックのα係数により信頼性の検討により十分な内的整合性を有していると確認できた。五因子名は「乗り越えた道の確認」、「他者とのつながり」、「超越的なものへの関心」、「自己存在の探求」、「未来への心の準備」とした。スピリチュアリティ評定尺度と理論的関連が予測される尺度（精神的自立性尺度、生活満足度尺度K等）との関連は高いとは言えず、スピリチュアリティ尺度の独自性が示唆された（表1）。

三　スピリチュアリティ支援を進めるために

（1）作成した尺度を使用した実証研究

現在までに、開発した尺度を用いて次の三地域で調査研究を行った。現在、取り組んでいるのは、地域高齢者の健康増進の一つの取り組みとして、スピリチュアリティ支援のためのシステムやプログラムを開発するための基礎的資料づくりである。

研究1―東京近郊外来受診調査研究（二〇〇八）
研究2―兵庫県都市近郊調査研究（二〇一一）
研究3―首都圏中核都市調査研究（二〇一二）

1　スピリチュアリティ尺度得点

三地域の尺度得点は表2のとおりである。年齢階層、性、文化的背景がスピリチュアリティ得点に影響するのではないかという予測を立てていたが一概には言えず、引き続き検討が必要である。

2　それぞれの調査から見えてきたもの

①東京近郊外来受診高齢者調査（二〇〇八年四月一五日～五月二日）[12]

地域の在宅高齢者で医療機関（外来）を訪れる者を対象として、都内および近郊の計三医院に調査を依頼。受診後にアンケート調査に協力を表明した高齢者に自記式質問調査を実施。配布数一一五、回収率一〇〇％。回収法は郵送法とした。

スピリチュアリティ尺度得点高・低群と各要因の関連

対象のスピリチュアリティのありようを把握するために、得点を中央値で二群に分類し、得点一七〜五三点を低群、五四〜七七点を高群と設定し、要因との関連を検討した。尺度得点高低と有意な関連を示したものはＩＡＤＬ（生活機能）であった。ＩＡＤＬが良好な人にスピリチュアリティ高群の人が有意に多かった（表3）。さらに、ＱＯＬを目的変数、スピリチュアリティと各要因を説明変数とした重回帰分析を行った結果、スピリチュアリティは単独では生活満足度と有意な関係を示さなかったが、交互作用項を投入したモデルで間接的な効果が示された。ＩＡＤＬ（$p<0.001$）、有償労働（$p<0.05$）。

スピリチュアリティの持つ間接効果を考慮したスピリチュアルケアの意義と方向性が示唆された。

② **兵庫県都市近郊調査**（二〇一一年八月一日〜八月三一日）[13]

兵庫県A市A地区の高齢者に自記式質問紙調査実施。配布数七一〇名、回答数四四三名、有効回答数二九五名（有効回答率六六・六％）。A地区は人口二五五〇人、高齢化率二八・三％で自然環境に恵まれた地域である。高齢者のスピリチュアリティ得点は都市部と比較すると低かったがその理由については今後さらなる検討が必要である。

スピリチュアリティ得点高・低を目的変数、九項目の関連要因を説明変数として多重ロジスティック回帰分析を

表2　性・年齢におけるスピリチュアリティ尺度得点

対　象		人数	平均年齢	尺度得点平均
1	東京近郊外来受診	男　42人	75.6(±6.4)歳	51.3(±12.7)点
		女　61	75.9(±6.1)	53.8(±12.2)
		計　103	76.1(±6.2)	52.8(±11.8)
2	兵庫県都市近郊	男　136人	74.8(±7.0)歳	50.6(±11.3)点
		女　159	76.4(±7.4)	56.4(±13.5)
		計　295	75.6(±7.2)	53.7(±12.8)
3	首都圏中核都市	男　174人	68.4(±4.7)歳	52.8(±12.8)点
		女　254	67.5(±4.3)	53.8(±10.8)
		計　428	68.0(±4.5)	53.8(±11.4)

表3　スピリチュアリティ尺度高・低群と各要因の関連（χ^2検定）

		全数 No.(%)	スピリチュアリティ 高群 No.(%)	スピリチュアリティ 低群 No.(%)	有意差 (χ^2)
性	男性	42(40.8)	22(52.4)	20(47.6)	ns
	女性	61(59.2)	34(55.7)	27(44.3)	
年齢	65−74歳	48(47.1)	23(41.1)	25(54.3)	ns
	75歳以上	54(52.9)	33(58.9)	21(45.7)	
同居者	あり	83(81.4)	45(44.1)	38(82.6)	ns
	なし	19(18.6)	11(57.9)	8(17.4)	
IADL	良好	83(86.5)	51(96.2)	32(74.4)	$p<0.01$
	不良	13(13.5)	2(3.8)	11(25.6)	($\chi^2=7.51$)
有償労働	あり	22(21.4)	10(17.9)	12(25.5)	ns
	なし	81(78.6)	46(82.1)	35(74.5)	
経済的余裕	あり	61(59.8)	36(64.3)	25(54.3)	ns
	なし	41(40.2)	20(35.7)	21(45.7)	
治療中の病気	なし	5(5.0)	3(5.6)	2(4.3)	ns
	あり	95(95.0)	51(94.4)	44(95.7)	
主観的健康観	良好	80(77.7)	45(80.4)	35(74.5)	ns
	不良	23(22.3)	11(19.6)	12(25.5)	
生活満足度	良好	43(43.4)	29(54.7)	14(30.4)	$p<0.05$
	不良	56(56.6)	24(45.3)	32(69.6)	($\chi^2=5.91$)

IADL：老研活動能力指標により評価、合計12点以上の場合に良好

表4　スピリチュアリティ尺度得点と各要因の関連
二項ロジスティック回帰分析

説明変数	Odds ratio	95%CI
生活機能得点（良好＝０、不良＝１）	5.69＊＊＊	2.87－11.27
性（女性＝０、男性＝１）	2.99＊＊＊	1.62－ 5.50
ボランティア活動参加（あり＝０、なし＝１）	1.99＊	1.05－ 3.76

目的変数：スピリチュアリティ得点　高群＝０、低群＝１
95%CI：95%信頼区間　＊p＜0.05　＊＊＊p＜0.001

表5　スピリチュアリティ尺度得点高・低と要因の検討

スピリチュアリティ得点	高群 No.(%)	低群 No.(%)	検定
n	205(47.9)	223(52.1)	
女性	129(30.1)	125(29.2)	
70歳以上～88歳	83(19.4)	57(13.3)	＊＊
１年間に死別体験あり	103(55.1)	84(44.9)	＊
宗教あり	54(12.7)	35(8.2)	＊
生活機能（IADL）良好	159(37.7)	135(32.0)	＊＊＊
生活満足度　０～９	5.0(±2.3)	4.5(±2.1)	＊
精神的健康度　０～15	2.6(±2.4)	3.9(±3.0)	＊＊＊
近所づきあいあり	69(14.2)	40(9.4)	＊＊＊
自治会行事参加あり	46(10.8)	34(3.0)	＊
老人クラブ参加あり	30(7.2)	16(3.9)	＊＊
ボランティア活動参加あり	35(8.2)	16(3.8)	＊＊
規則的体操あり	115(26.9)	99(23.1)	＊＊

＊＊＊p＜0.001　＊＊p＜0.01　＊p＜0.05

行った結果、要因相互の影響を考慮しても生活機能（良好）、性（女性）、ボランティア活動参加（あり）がスピリチュアリティ得点（高）と有意に関連する変数であることが示された（表4）。

③ 首都圏中核都市における調査（二〇一二年五月二八日〜六月三〇日）[14]

埼玉県B市主催の六〇歳以上のシルバーユニバーシティ（高齢者大学）受講者。六〇〜六四歳の者も高齢者の予備軍として対象とした。自記式質問紙調査で郵送回答。調査用紙配布五八五名、回収数四六一名、有効回答数四二八名（七三・二％）。

スピリチュアリティ尺度得点高・低と要因の検討を行ったところ、年齢の「七〇歳以上・以下」ではスピリチュアリティ得点の高低と関連が見られた。「死別体験」、「宗教」の有無と得点の高低と関連が見られた（表5）。東日本大震災の影響も考える必要があるのではないかと考察される。

「生活機能（IADL）」高低とスピリチュアリティ得点との関連は三調査を通して言えることであり、今後のスピリチュアリティ支援の方向の一つが示されたと言えよう。「ボランティア活動参加」、「近所づきあい」、「自治会行事参加」、「老人クラブ参加」、「規則的体操」ありとスピリチュアリティ得点の関係が示されたことは、今後の健康増進のためのスピリチュアリティ支援の具体的な内容が示唆されたと言えよう。

（2）スピリチュアリティ支援の推進

首都近郊都市では市役所高齢福祉課の協力により、尺度を使用したアンケート調査を実施し、その集団が持つスピリチュアリティと関連要因の関係を明らかにした。高齢福祉課への報告、アンケート協力者への報告と勉強会を

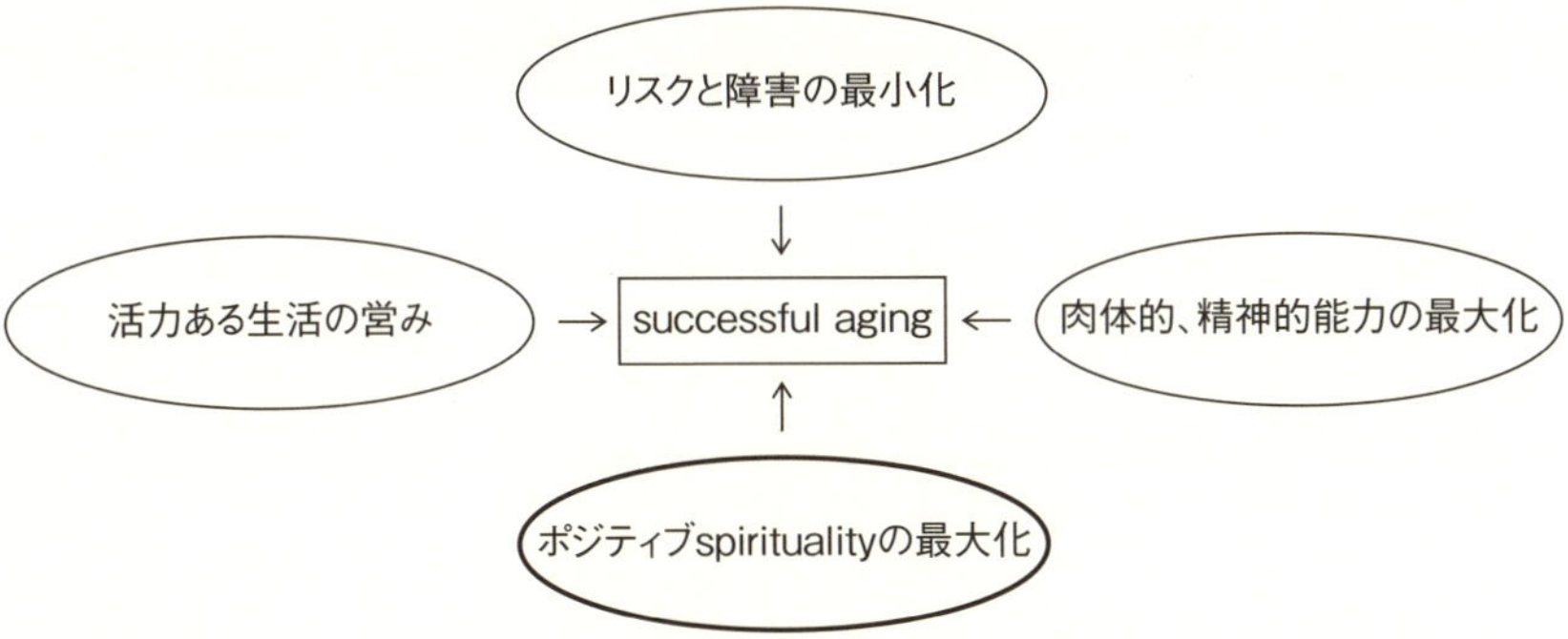

図2　クローサーによるRoweとKahnのSuccessful Agingモデルの改定図（三澤訳）

計画しつつある。今後の取り組みと課題として、スピリチュアリティ支援のための組織づくり、ワークショップ、支援プログラムの開発・実践・評価を繰り返し、スピリチュアリティ支援の必要性を提言したいと考えている。そのためにも海外の先進事例の把握も必要である。クローサー（Crowther）らは「ポジティブ・スピリチュアリティは人種、民族、経済あるいは階級に束縛されない、神聖で超越的なものと個人の関係が内面化し、発展した人間関係を持って自己と他者の健康と福利を促進する」として、モデルを提示している。[15] このモデルはRowe と Kahn の「サクセスフルエイジング（successful aging）三要因モデル」に欠けていた高齢者の信念と価値、共同体、サクセスフルエイジング　に焦点を合わせた介入の有効性の相関関係をあらわしている。ポジティブ・スピリチュアリティの介入は対象者中心であり、高齢者のセルフケアを目指す上でも役に立つと考える（図2参照）。

海外の高齢者に対するコミュニティレベルのスピリチュアリティ支援は宗教ベースによるものが多いと思われ、日本の実情に適した支援のあり方を検討していきたい。作成した尺度の充実に向けての検討、広範囲な調査の実施、政策を進める環境の把握等を通して、スピリチュアリティ支援への取り組みの方向性を示すことが必要であると考える。地域にスピリチュアリティを大切にする風土が自主的に根付き、高齢者の健康増進とそのケアを目指すさまざまな組織がさまざまな場での支援を行うことを期待したい。そして行政もスピリチュアリティ支援の取り組みを施策の一部に取り入れることを期待する。

注

（1）Dubos, René, *Mirage of Health: Utopias, Progress & Biological Change*. Rutgers University Press, 1959/1987. ルネ・デュボス『健康という幻想――医学の生物学的変化』田多井吉之介訳、紀伊國屋書店、一九六四年、一九三―二一一頁。

（2）Farran, C.J, Fitchett, G., et al., Development of a Model for Spiritual Assessment and Intervention. *Journal of Religion and Health*, 28(3), 185-194, 1989.

（3）Morgan, J., Death and Bereavement, Spiritual, Ethical, and Pastoral Issues. *Death Studies*, 13, 85-8, 1998. ＷＨＯ編『がんの痛みからの解放とパリアティヴ・ケア――がん患者の生命へのよき支援のために』金原出版株式会社、一九九三年、四八―四九頁。

（4）Fowler, M. and Peterson, B.S., Spiritual themes in clinical pastoral education. *Journal of Training and Supervision in Ministry*, 18, 46-54, 1997.

（5）青木信雄「高齢者を対象とした〝たましいのケア〟のわく組み」『Comprehensive Medicine 全人的医療』（日本実存療法学会）４（2）、九―一二頁。

（6）三澤久惠、新野直明「高齢者のスピリチュアリティ概念生成の試み――インタビューによる高齢者の「生きる」ことの意味の探求から」『第38回日本看護論文集　老年看護』二〇〇七年、一一一―一一三頁。

(7) Erikson, E.H., Erikson, J.M., Kivnick, H.Q., *Vital involvement in old age*. New York: Norton, 1986. E・H・エリクソン、J・M・エリクソン、H・Q・キヴニック『老年期――生き生きしたかかわりあい』朝長正徳、朝長梨枝子共訳、みすず書房、一九九〇年、五七―七七頁。

(8) Reed, P.G., An emerging paradigm for the investigation of spirituality in nursing. *Research in Nursing and Health*, 15, 349-357, 1992.

(9) Hungelman, J., et al., Focus on spiritual well-being: harmonious interconnectedness of mind-body-spirit – use of the JAREL spiritual well-being scale. *Geriatric Nursing*, 17, 262-265, 1996.

(10) Emblen, Julia D., Religion and spirituality defined according to current use in nursing literature. *Journal of Professional Nursing*, 8(1): 41-7, 1992.

(11) 三澤久恵、野尻雅美、新野直明「地域高齢者のスピリチュアリティ評定尺度の開発――構成概念の妥当性と信頼性の検討」『日本健康医学会雑誌』18（4）、二〇一〇年、一七〇―一八〇頁。

(12) 三澤久恵、新野直明「外来受信者を対象とした地域高齢者のスピリチュアリティの特徴とその効果」『第三回日本スピリチュアルケア学会学術大会』二〇一〇年、四九頁。

(13) 三澤久恵、菅野夏子、畠山玲子、小林由美、新野直明「郊外の地域高齢者のスピリチュアリティと関連要因」『日本老年看護学会第一七回学術集会』二〇一二年、二一三頁。

(14) 三澤久恵、小林由美、清水由美子、畠山玲子、菅野夏子「首都圏中核都市における地域高齢者のスピリチュアリティ得点と他要因の関係」『第二二回日本健康医学会総会抄録集』二〇一二年、一四六―一四七頁。

(15) Crowther, M.R., et al., Rowe and Kahn's model of successful aging revisited: positive spirituality – The forgotten factor. *The Gerontologist* (Gerontological Society), 42(5), 613-620, 2002.

社会保障と費用

――制度と実践

河　幹夫

私に与えられた課題は、スピリチュアルケアを「制度化する」、「制度に載せる」とはどういうことなのかということである。

一　「制度化」の意味するところ

最初に三つのことをお話しさせていただきたい。

第一に、「制度」という言葉の使い方である。大きく分けて二つあり、一つは制度という言葉を、身内の、仲間の、あるいは専門職団体、あるいは学会の言葉遣いとして共通認識に達したものという意味で使う方々がおられる。あるいは実践団体のルール、マナーも含むのかもしれない。もう一つは、法律で決めたもの、あるいは法律に基づくもの。法律として国会で定めたものである。一般的に社会科学の世界では、政治学でも法律学でもそうであるけれども、制度というときには何らかのかたちで公的な、あるいは法的な存在であるものを「制度」と呼ぶ。

「制度に載せる」という言葉の意味は、多分この二つがあると思うが、私の説明するのはまさに公的な、あるいは法的なもの、もっとはっきり言えば、国会で成立した○○法で書いてあるようなものにするという意味で用いることにしたいと思う。

第二に、「制度に載せる」と言うとき、その制度は「規制」なのか「助成」なのか。

法律に規定するということは、行政法の世界をご存じの方はすぐわかるだろうが、「規制」と「助成」がある。

一つは「規制」するである。○○をやってはいけない。車で走るときには右側を走ってはいけない。あるいは運転免許を持たないで車を走らせてはいけない。これらはまさに規制である。もう一つは「助成」、簡単に言えば補助金を出すということである。規制と助成の二つだけだと考えていただいて構わない。「制度に載せる」という言葉遣いは、基本的には法律で規制をするのか、法律に基づいて補助金を出させるのか、その二つのどちらかであろう。

この二つを分けて議論しなければならない。制度化という議論をしていると、お金を出させるという議論をしているうちに、でもこいつら悪いやつらだから、こういう悪いやつを排除するため、規制するという結論で終わってしまうことがしばしばある。例えば児童虐待、高齢者虐待について、「防止するように制度」をつくろうという議論がある。その場合、「虐待行為を規制する」方法と、「虐待防止組織に助成する」方法がある。それが「制度化」されたわけであるが、この「制度化」は「虐待行為の規制」（抑止）の体系でつくられた。決して「助成」の体系ではない。要するに「制度に載せる」場合、規制と助成のどちらの手段を使うのかを明確にしなければならないのである。

スピリチュアルケアというものを「制度に載せる」というのは、どういうことを意味（意図）しているのか。例えばこのシンポジウムでの松島公望先生のお話について、「ああいうのにだまされてはいけない、ああいう人がスピリチュアルケアという言葉を使うのをまず規制しよう」という考え方も――皆様方にはないと思うが――、あるかもしれない。いや、そうじゃない。「松島先生のおっしゃったようなことがうまく伸びるようにするために、お金で応援すれば、全国に広まるし、よきものが社会の中にもたらされるから、これを助成しよう」という考え方もある。この二つの制度化は決定的に違う。ところがしばしば混同される。これは皆さん方にぜひご留意いただきたい。これが「制度に載せる」という言葉についての説明である。

第三に、前述の中で特に選んだ言葉で言えば、助成制度というのはどういうものかということである。これは皆さん方になじみの深い診療報酬でもいいし、介護報酬でもいい。「ヒューマンサービス」というのは私どもの神奈川県立保健福祉大学では建学の精神として使わせていただいているが、人間が人間に対して行うものである。もう少し限定すれば、何らかの資格を持った人間が仕事として行うものである。次頁の図にあるように、舞台の上に利用者がいて、提供者がいて、サービスの提供が行われて、費用負担が行われる。医療でも介護でもこうした形になっている。この形を見ると、介護保険を例にとれば、提供者が三〇万円に相当するサービスを提供する。利用者はそのコストのうち一割負担であるから三万円を払う。これで舞台の上でサービスの授受が行われる。こういうものが介護サービスで、医療サービスも同様である。

このときに問題は何かというと、三〇万円のコストでサービスが提供されて、利用者が三万円払うということでは仕事として成り立っていない。提供者はそのサービスを安定的に継続することができない。したがって提供する人がいなくなる。今度は提供者がいないわけだから、利用者はサービスが利用できない。医療でも介護でもまったく同じである。では、これをどうやって維持するか。こういうものが成り立つためには――皆さん方はあまりお好

制度は実践のためにある

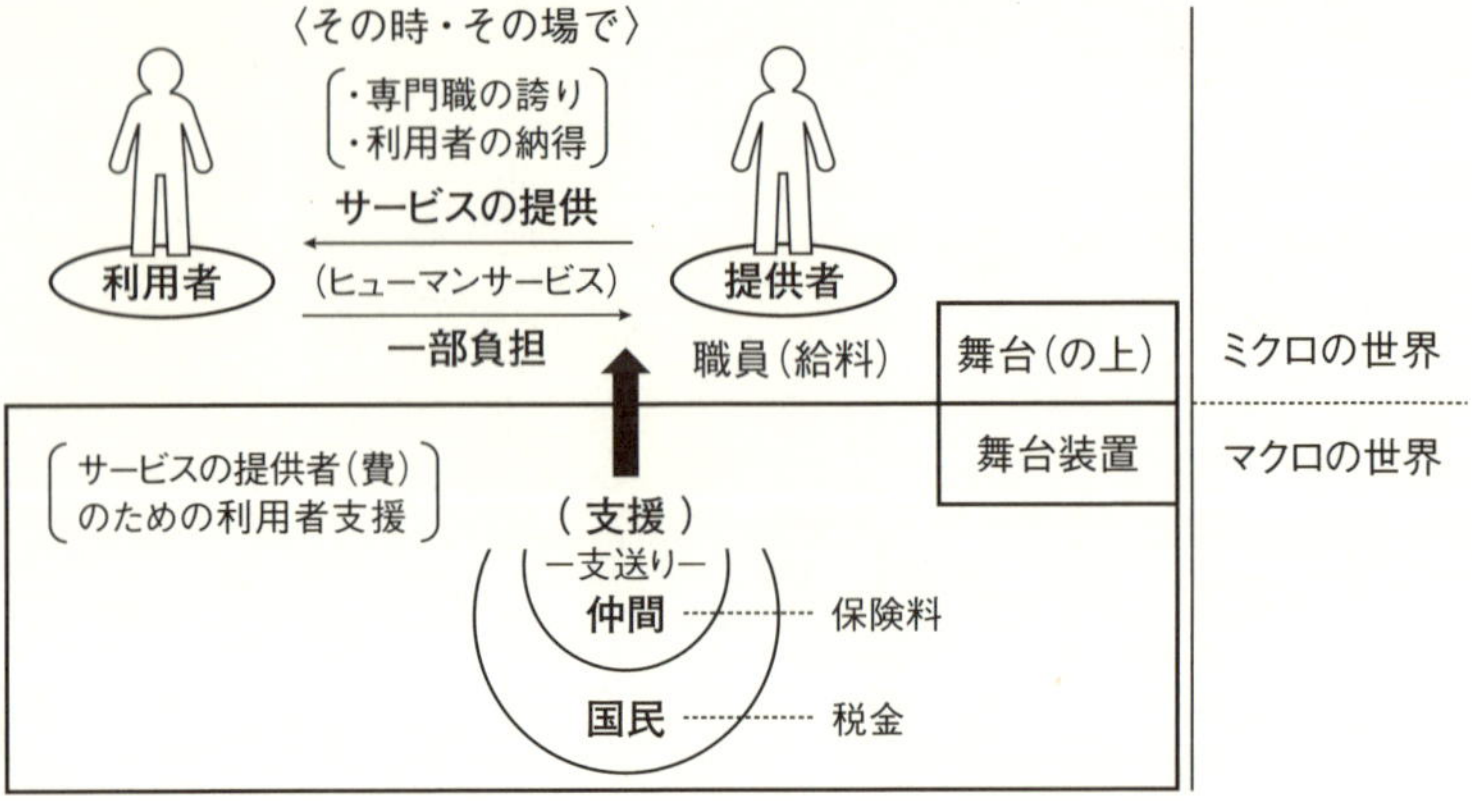

図　ヒューマンサービス論の「舞台」と「舞台装置」

きではないかもしれないが——、この市場《いちば》を支えなければいけない。そのために舞台装置を設けて、保険料や税金を集めて、そこから「支送り」（仕送り）をしてもらう。「舞台装置」から二七万円の支送りをしてもらう。そうすると舞台の上は三〇万円、三〇万円のやりとりとして市場が成立する。これは医療保険でも介護保険でも同様なのである。

　つまり保険料や税金で応援をしてもらう。補助金をもらうのは、市場を成り立たせるのが目的であって、お金もうけをするためのものではない。補助というよりもまさにこの状況を維持するために支援する。それを国民の協力でやる。これを舞台装置と私は呼んでいるわけである。舞台の上をつくるために舞台装置から支送りする。この支送り装置、舞台装置が、いわば「制度」である。もうおわかりのように、保険料や税金というのはお金を強制的に徴収する。皆さん方、個々人が、「こんなの強制的に徴収されるのは嫌だ。だけど提供者が頑張っているのを応援したい」というのだったら、寄附で成り立たせればいい。ところが日本の社会は寄附では成り立たない。だから戦前は普通の人は医療が受けられなかった。つまり三〇万円持ってこなければ提供者はサービスができなかった。

それから福祉も同じ。福祉事業では、例えば孤児の人たちを社会事業家が育ててくれた。子どもたちはお金を払えないから、提供者は寄附を集めるために必死に走り回った。ところが寄附が集まらなかった。全然足りなかった。ではどうしたかというと、提供者が働いた。働いたというのは、子どものために働いたわけではなく、出稼ぎに行ったのである。つまり、提供者はサービスを提供するのが仕事のはずなのに、あわせて子どもたちの食費――一番大きかったのは岡山孤児院という最初に日本にできた孤児院で石井十次が経営していたのだが――、今の金額でいえば月に六百万円を稼がないと、子どもたちの飯代が出せなかった。それでどうしたかというと、石井十次が稼いだのと、子どもたちが音楽隊をやってその音楽を売ったのと、それからご存じかもしれないが大原孫三郎という近くにあった大企業の社長さんの支援。その三つを合わせて運営した。そうでなければ子どもたちの飯代さえ出せないという孤児院だった。

このようなことでは医療事業や福祉事業は継続できないということで、戦後になってから、先ほどの舞台装置「支送りシステム」をつくった。国民に対して強制的に、税金や保険料を納めてもらうことにした。もちろん舞台の上で起こっていること全部に支送りしているわけではない。病院でやっているすべてのことに支送りをしているわけではない。この支送り装置を働かせることに国民の合意があるものだけを支送りするわけである。

二 「制度に載せる」ための要件

話を戻す。まさに「制度に載せる」こと、すなわち助成制度をつくるということは、この矢印を働かせて舞台の上のサービスの中にスピリチュアルケアというサービスを認めて、支送り装置を動かすかどうかということである。

第一に、ターミナルケアというサービスで支送り装置が付いているのは、診療報酬の対象になっている治療とホスピスケアである。簡単に言えば、効能効果が明らかな事業であるものについて支送りが行われているわけである。支送り装置の対象とするためには効能効果というものを明らかにしなければいけない。

第二に、行われたスピリチュアルケアについて、この支送り装置から実際に支送りがもらえるかどうかは、最初に認められたスピリチュアルケアというサービスの定型性を満たしていないといけない。例えば介護サービスと同じように定型的なサービスとして行われていないといけない。例えば一カ月間介護サービスを提供すると三〇万円をもらえるわけだけれども、介護というサービスを提供しないで、食事をつくって、洗濯も掃除もした。としても、介護サービスの定型に入っていないから、当然、支送りはなされない。逆に言えば、支送りがなされるためには、スピリチュアルケアとしてこういうものだと定義されたものと同じことがなされていないと支送り装置は動かしてはいけない、という制度になっているわけである。

これは例として適切かどうかわからないが、丸山ワクチンというものについて今もってまだ議論があるが、丸山ワクチンというのは何か効くのではないかと言われている。それならば何が問題か。丸山ワクチンというのは定型性がないのである。丸山千里さんがつくったものが丸山ワクチンだとされている。丸山ワクチンを薬価として認めようとしたときに、どれが丸山ワクチンですかと丸山さんに聞くと、「私がつくったのが丸山ワクチン」と言われる。窪寺俊之先生がつくったスピリチュアルケアだけがスピリチュアルケアだという話になってしまう。

先ほどの話にあったように、まさにエビデンス、もっと言えば、尺度を最初につくってそれで判定しなければいけない、というのが一つであることは間違いない。これも難しいところであるが、なぜそれが効くのか、なぜ丸山ワクチンというもので良くなるのか。第二に、何よりもそれを定型的に認めるためには、定型的なもの以外の方法は対象にしないことを明確にしなければいけない。スピリチュアルケアの制度に載せることによって、定型性の「しばり」をかけることはスピリチュアルケアの推進のために良いことなのか悪いことなのか。

道筋の議論を松島さんがされた。ぜひ皆さん方にはこれから考えていただきたい。そういう道筋をつくることによって長所もあるが、短所もありうる。法的な制度に載せることの長所と短所である。長所は間違いなくある。つまり定型性があればこの仕事をやると必ずコンスタントに支送り装置が動く。これはある意味では、先ほどの介護保険もそうであるが、安定的にその仕事をすることができるようになる。そのサービスの存続と発展のためには非常に良いことだと私は思う。

もう一つは何らかの定型性を記述するわけだから、いわば正当性持つことができる。これも大事なことかもしれない。

しかしながら、皮肉を言えば、日本臨床死生学会で認めたやり方、基準は正当で、ほかの学会でつくったものは邪道だと判定してもらうのは、学会にとって非常に良いことかもしれない。しかしスピリチュアルケアとはそういうものだったのか。「制度に載せる」ためには、舞台の上を定型的にしなければいけない。窪寺先生の免許皆伝以外は認めないということになる。それではほかの人が行うスピリチュアルケアはスピリチュアルケアに値しないのか。窪寺型でないやり方、人によってはそれが大事かもしれない場合、それを排除するとしたら、スピリチュアルケアの発展のために良いことなのか。

長所の裏側には必ず短所がある。長所の裏側に短所があることを踏まえつつ、ではそのときに「制度に載せる」というのはどういうことなのかを、皆さん方でぜひ、丁寧に研究し考えていっていただきたいと思う。

最後に一つだけ言わせていただきたい。学会参加者の中にはいろいろな宗教の関係者もいらっしゃると思う。わが国は戦後、憲法八十九条という条文によって、実は宗教性というものを公的な事業からは排除した。義務教育もそうであり、福祉関係の措置制度もそうであった。

日本国憲法は補助金がつぎ込まれる公的事業から宗教性を排除してきた。政府もしてきた。つまり、そういう前提で先ほど言ったことをもう一回考えていただくと、宗教性を一切除去したスピリチュアルケアがあるのかどうか。仮にそういうかたちで認められたスピリチュアルケアがあるとしたら、長所・短所から考えて宗教性を排除したかたちで認められることが良いのかどうか。これは「信教の自由」の問題なのではなく、国民の税金などの使い道の問題なのである。

学会員の中にはクリスチャンも多くいらっしゃると思う。クリスチャンは憲法八十九条を厳格に運用するべきだと強く主張してきた。戦後の日本のキリスト教会は、靖国神社に補助するのを反対するがために――私も反対であるが――、自らの医療・福祉事業を、公共空間の外で行おうとしてきたように思う。

これはキリスト教界だけの議論ではなくて、浄土真宗の世界も同じである。これらについて私たちはどう考えていくかということを、課題とする必要があると思う。特に福祉関係者は。この課題抜きにスピリチュアルケアという問題に取り組むというのは、多分、長所・短所にどこかで触れる可能性があるように思う。私は決して支送り装置をつくるべきではないと申し上げているわけではないが、そういうリスクをいくつか背負った上で、考えていく必要があるのではないかと思っている。厳しい物言いをすれば、「操を売っても制度化するべきだ」と私は思っていない。

第Ⅲ部

スピリチュアリティの架橋可能性をめぐって

シンポジウムIII

座長　小森英明（武蔵野大学仏教文化研究所研究員）

本シンポジウムの目的は、日本でのスピリチュアルケアの理論構築に向けて、現状では複線的に話されている諸々の〈スピリチュアリティ〉を俎上に載せ、その「架橋可能性」を探ることにある。

〈スピリチュアリティ〉をあえて二つの部分に分けるとすれば、〈顕〉と〈冥〉となろうが、それらは架橋すべき極のいわば縦の系をなすものだ。このうちの〈顕〉が、理想的な生の終局点としての「死」を目指す、反呪術性を伴った近・現代的な自我意識の拠り所とすれば、一方の〈冥〉は、言語化することすらはばかられ、心ある一部の人々に黙認され秘かに共有されている〈生命の永遠性〉とも措定されよう。このことから、〈スピリチュアルケア〉の導入に際して、〈顕〉の部分での総論賛成、〈冥〉の部分での各論反対といった、きわめて日本的な状況の説明が可能となる。

とりわけ、公的な組織・機関において、宗教がタブー視される日本では、この〈冥〉の部分があっさりと捨象されることで、〈スピリチュアリティ〉が本来有している活力が減殺されるばかりか、皮肉なことに〈スピリチュアリティ〉という語が市民権を得て、いわば普通名詞として定着する上での妨げとなっている感が否めない。ひいては、〈スピリチュアルケア〉の特異性すら意識されず、他の対人援助技術と同次元で論じられかねない。

そこで、この〈冥〉の部分をどのように批判的に整序検討し、最終的に受容していくかが当面の課題となる。それには、〈冥〉の部分をきわめて豊富に含む宗教からヒントを得ることが肝要になる。

最も活力（癒やし）に富み、クライエントから渇望される〈冥〉の部分を、われわれはどのように臨床実践や社会制度に効果的に反映させていけばよいのか？　そのためのキーワードとして、超越の次元、他者、タブーなどが挙げられよう。われわれは、〈スピリチュアリティ〉や〈スピリチュアルケア〉を何ら特別なものにしないためにも、それらが本来的に有する質的な特性に対して、粘り強く解明の光を当て続けていく必要がある。

チベット医学がスピリチュアルケアに貢献できること

小川　康

一　はじめに

チベット医学はチベット本土をはじめ、インド・ネパールのヒマラヤ周辺地域、ブータン、モンゴル、ブリヤート共和国など、中央アジアのチベット仏教文化圏に広く根差す伝統医療であり、医師は民衆から「アムチ」と呼ばれ尊敬されている。アムチの教育課程では、一カ月に及ぶ薬草実習、八世紀に編纂された医学教典『四部医典』の完璧な暗誦、僧院のごとき厳しい共同生活を義務づけられる。アムチはその地域の学者であること、大地から薬をつくり出す薬剤師でもあること、祈りをささげる僧侶でもあること、そして五感を鋭敏に研ぎ澄まし、舌や尿や脈などで診断する医師であること、それらすべてのプロセスを担うことで長年にわたり変わらない信頼関係を得ている。この事実は、「アムチ」はチベットの大自然や仏教など多面的な網の目の中に成立していることを示している。

しかし、残念ながら、例えば日本の辺境地が「○○のチベット」と称されてきたように、チベットが「秘境・神秘」の代名詞として用いられるだけで、そうした文化・社会的な分野における紹介はかなり後れをとってしまった。

その結果、「サムライ」のようなハリウッド日本文化よろしく、玉石混交の和製チベット文化（体操、チャクラ、マントラなど）が登場した。チベット文化が「スピリチュアル」という概念と関連づけられるのはこのあたりに理由があるのだろう。しかし、社会と分離し、概念のみが独り歩きしているそれらの姿は、本来のチベット文化とは大きくかけ離れている。

ちなみにチベット語で仏教を意味する「チュ」という単語は、「改善する」という意味に由来しており、すなわち自分自身の心を改善する、変化を与えることがチベット仏教の本義の一つと言える。実際、チベット人は普段から、貧しい人にお布施をしたり、お寺に寄進をすることで執着を断ち切り、巡礼をし、五体投地をし、真言を唱え、読経をすることで心の障害を取り除き、自分自身にかすかな変化を日々与えていく。老人になって死が近づいてもその生き方は一貫して変わらない。そうした敬虔な個人の信仰心は眼に見えるかたちで控えめに社会に発露する。だからこそ、抽象論、神秘論ではなく、チベット社会の底辺をなす可視的な場面に注目することが重要ではないだろうか。

日本のスピリチュアルの定義の一つが「眼に見えない精神世界」であるとするならば、「眼に見える世界」、すなわち、厳しい大自然、質素な物質社会、息が触れ合う人間社会の中で育まれてきたチベット仏教・医学との間に共通点を見いだすことは難しい。拙速にテクニックや理論や薬草に走ると、間隙を流れる資本主義の潮流に押し流されてしまうだろう。だからこそ、まずはチベット文化、人々の営みを紹介し、チベットのスピリチュアルでない可視的な場面を浮かび上がらせたい。そして、医学の概観、精神病に対する治療、日常の診察風景、医療教育と順を追って解説し、最後に、チベット医学がスピリチュアルケアに貢献できうることについて考えてみたい。

二　チベット人の宗教観

お釈迦さま、仏法、僧侶の方々、これら三宝に
菩提を得るそのときまで、私は帰依いたします。
布施などの善行を通して功徳を積み
生きとし生ける者のお役に立ち、彼岸の境地に達することができますように。

（三帰・発心の祈祷）

生きとし生けるものが幸せでありますように
生きとし生けるものが苦しみませんように
生きとし生けるものが苦しむことなく幸せでありますように
生きとし生けるものが平等でありますように

（四無量心の祈祷）

チベット人の一日はこの二つの祈りから始まる。チベット人にとって祈りとは生きとし生けるもののためにあり、決して個人のためには存在しない。祈りとはそういうものであるとされている。そして、すべてのチベット人は輪廻転生を信じ、来世のために祈りをささげ、功徳を積む。彼らが虫を安易に殺さないのは、「前世において、もしかしたら自分の母だったかもしれない」と考えるからである。現世において功徳をたくさん積み、来世も人間の体を獲得し、さらには悟りを開いて六道輪廻から抜け出すことができるように願う。病と向き合う際にも輪廻転生の

概念が用いられることがある。先天的な病や精神障害などの一部、急性の病は前世における罪悪が顕在化したものとすることがある。そんなときは、アムチは患者に対し、生薬でつくられた薬とともに、患者に功徳を積むことを勧める。功徳とは具体的には、貧しい人に喜捨したり、食べられてしまう動物や魚を買い取って逃がしてあげたり(放生会《ほうじょうえ》)、小さい虫にも愛情を注いで大切にすること、などを指す。だからチベット社会ではこうした優しさがあふれる光景に普通に出会うことができる。

こう紹介すると、いかにもチベット人は信仰のみに生き、今を大切にしていないと思われるかもしれないが、彼らは日本人に比べても、底抜けに明るく前向きに現世を生き抜いている。今を懸命に生きている。携帯電話やパソコンや自動車など、現代文明に対する憧れは日本人以上に強いし、生活に取り入れることに抵抗はない。しかし、何が違うかというと、いつ文明の利器がなくなっても生きていけるさ、という地に足のついた自信があるところだろう。来世を信じているから死ぬのを恐れないのでは、と思われることがあるが、そんなことはない。普通に死を恐れ、長寿、健康、若さを願っているのは日本人と変わりないが、いざ、死を迎える時の執着のなさは、日本人よりもはっきりしているように感じる。そして、日本では敬遠されがちな「功徳を積みなさい」という仏教的なアドバイスが病院で普通にされ、それが受け入れられている社会であることに、医学が仏教に根差していることの長所があるように思う。

また、チベットの鳥葬に代表されるように、死生観も大きく異なっている。私は一度だけ鳥葬に先立つ「ポワ」の儀式をチベット本土で見たことがある。ポワはもともとチベット語で「移動する」という意味があり、この儀式では魂を身体から移動するという意味合いがある。ポワを終えた遺体は折り曲げられ粗末な麻袋に入れられて運ばれていった。魂が抜けきった遺体はすでに抜け殻であり、日本ほどに大切に扱われない(ただし、高僧などの場合は別)。在日チベット人は東日本大震災で遺体の捜索に執念を燃やす日本人の姿を見て、「もともとは同じ仏教徒なのに、どうしてこんなにも価値観が違うのか」と不思議そうに語っていた。遺体同様に遺品に関してもチベット人は日本人ほどに大切にしない。むしろ遺品が残っていると、中有《ちゅうう》(現世と来世のあいだ)を彷徨《さまよ》っている魂が現世に執着を抱いてしまい、来世へ向かうのを妨げてしまう、という概念も少なからずある。死生観が違えば、そこに根差す医学のあり方も大きく異なってくる。だから、日本社会にチベット医学を紹介していく際には、まず、チベット人の風習や文化とともに、その宗教観と死生観を説明していくことが必要だと思っている。

三　医学の概観

(1) 樹木比喩図

チベット仏教に基づく宗教観・死生観が広がるチベットの大地に三本の医療の樹木が育った。一つは「身体構成の樹木」。一つは「診断の樹木」。一つは「治療の樹木」。チベット医学を学ぶものは最初に必ず、樹木の構成を完全に理解することを義務づけられる。『四部医典』の四つの部門(根本部=医学のあらまし、論説部=人体形成・解剖学・病理学・薬草学など、秘訣部=具体的な診断法・治療法、結尾部=尿診・脈診の方法、薬のつくり方など)のうち、最初の根本部を樹木の形になぞらえることで、チベット医学の全体像を理解するのを助けている。これはチベット語では「ドン(樹木)デム(展覧)」、日本語で「樹木比喩図」と呼ばれている(図1)。

私が所属していたインド北部ダラムサラ(亡命チベット人の首都)にあるメンツィカン(チベット医学暦法大学)

では、一年生時の十二月、一時間に及ぶ『四部医典』の暗誦試験を終えると、休む間もなく、すぐさま一週間後に行われる二度目の暗誦試験であるドンデムの準備に取り掛からなくてはならない。それは、樹木を構成する三つの根、九つの幹、四七本の枝、二二四枚の葉、二つの花、三つの果実の模型を組み立てながら二五分以内に暗誦するという、なんともユニークな試験なのである。その模型は縦一メートル、幅三メートルの大きさにもなる。口はペラペラと暗誦できても、枝や葉を並べる手と、移動する足がなかなか追いつかず、医学生は森から拾ってきた木棒を幹に、店で買った大豆を葉に見立てて何度も模型作製の練習に励むことになる。例えばこんな感じである。

「身体構成の根から生えるのは健康の幹と不健康の幹の二本（と唱えながら大きな幹を並べる）。そのうち健康の幹から伸びる枝は三本ありまして、まずは三体液の枝、七大構成要素の枝、排泄物の枝（と唱えながら一本ずつ枝を置く）。体液の枝には一五枚の葉がありまして、まずは生命保持のルンの葉、上向のルンの葉、拡散のルンの葉、火と同等のルンの葉、下降除去のルンの葉（と唱えながら一枚ずつ葉を置く）」。そして二二四枚の葉を並べ終えた最後の仕上げとして二つの花と三つの果実を、健康の幹の頭頂に飾り、次の文句を唱えて「樹木比喩図」が完成する。

「食生活などを適切に保つことによって、人間の体のごとく生えている健康の幹の頂に、無病の花、長寿の花が咲く。さらに仏法を学ぶ果実、財産を得る果実、悟りを得る果実が実る。この悟りを得る果実こそが医師と患者にとって共通の最終目標となるのである」。

医学生たちは、こうして解説書を暗誦し模型を組み立てることで、医学の樹木の根を心の中に張っていく。考えてみれば、医学の教えが、たった三本、二二四枚の葉っぱに収まるとは、現代医学に比べれば随分と簡素ではないか。しかしチベットの大地に深く根差した樹木は、決して揺らぐことも、ましてや枯れることもない。アムチ一人ひとりの心の中に樹木が根付くことでチベット医学は確実に継承されていくのである。

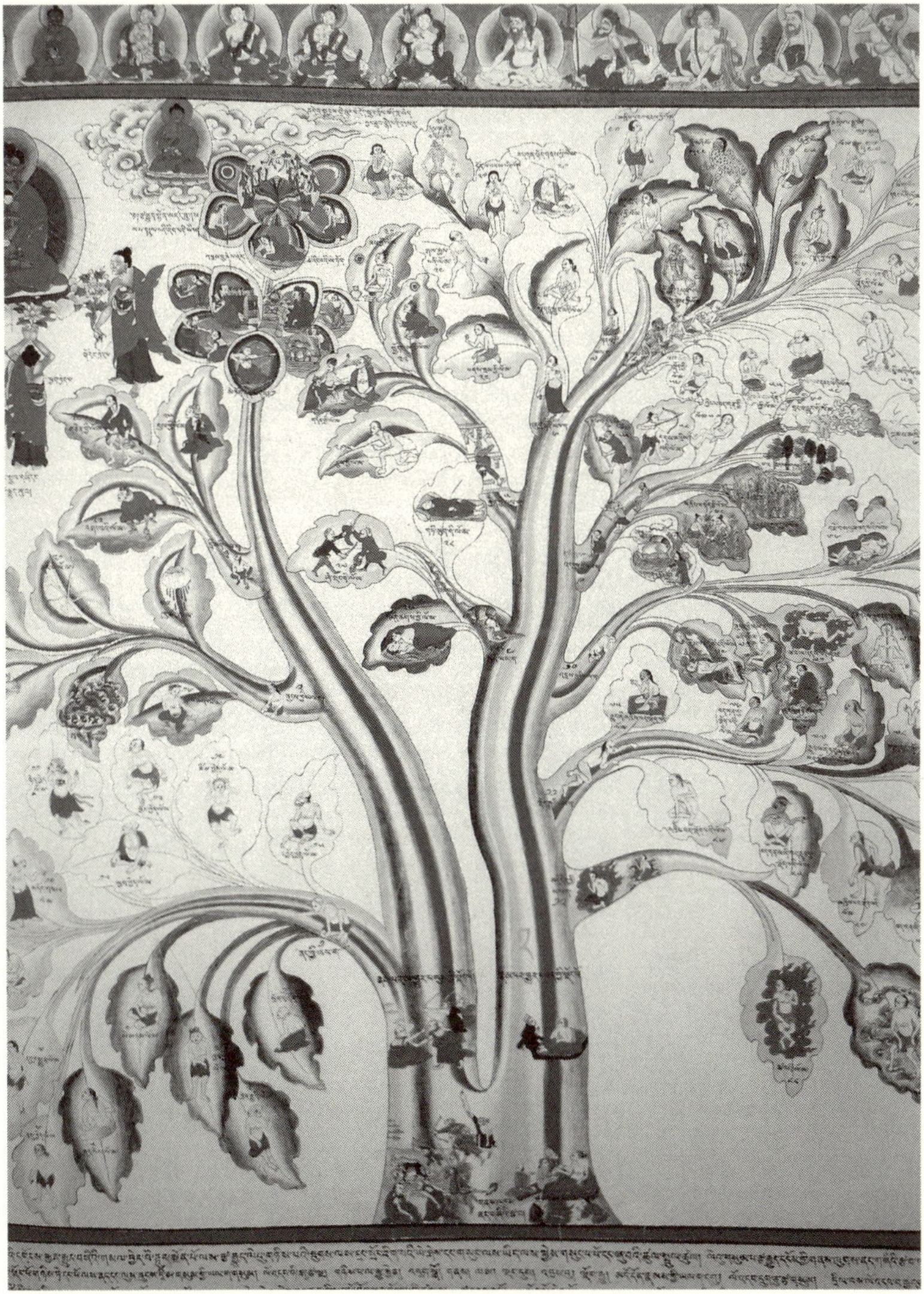

図1　樹木比喩図

（2）健康の意味

次に樹木比喩図に基づき健康の意味について解説したい。

まず、三体液とはルン・ティーパ・ベーケンの三つを指し、これらのエネルギーバランスが整っていれば健康で、不均衡になれば病が生じるとされる。不均衡になる根本原因は順に執着、怒り、無知、とされており、病の根本が感情・精神と結び付けられている点はチベット医学の大きな特徴であると言える。ルンは心の不調や骨、筋肉の異常につながっている。ティーパは熱病、肝炎、黄疸などの病と関連している。ベーケンが乱れると消化不良、浮腫《むく》み、冷え症、リウマチなどの症状があらわれる。こうして病の原因になることから三つの体液には「ネ（病）」という単語が当てはめられている。こう記すと、なにやら悪さをしているようだが、三体液がなければ身体の生理活動は行われない。ルンは呼吸、運動、感覚を司り、ティーパは食欲、体温、肌艶にかかわっている。ベーケンは体を安定させ、睡眠、忍耐力を養う。したがって三つのエネルギーを生活、食、薬、外科療法でバランスを整えることがチベット医学の要点であるとも言える。三体液のほかに、栄養分・血・肉・脂肪・骨・髄・精液からなる七つの構成物と、小便・大便・汗からなる三つの排泄物も含めた身体バランスが大切であり、その究極の果報として二つの花が咲き、三つの果実が実るとされる。

そのバランスの大切さはチベット語で身体に「ルー」という単語を当てていることに象徴されている。その言葉「ルー」が持つ本来の意味は「縁」。論説部第五章には「体液、構成物、排泄物、これら一つひとつが互いに助け合い縁り合っているので身体をルーという」と記されている。つまり、三つの体液、七つの構成物、三つの排泄物、これら身体を成す「因」すべてがバランスを保ち、一つひとつが「縁《よ》」り合って存在していることによって健康が保たれ、バランスが崩れれば病気になるとされる。身体とは、これら構成要素の因が縁り合って生起したものであって、その実体は存在しない。というとなにやら難しいが、要は、「血も大便、小便も、みんなありがとう。すべて縁り合って僕の身体は成立しているんだね」ということである。

とかく日本では身体を一つの物体とみなし、「体をいかに浄化して健康に生きるか」ということに重きが置かれる。一方、右記の解釈ほど達観した概念が一般チベット社会において根付いていないにしても、日本ほどは健康にこだわらない。人生そのものが仏教の世界観の一部として存在しているので、身体に対する執着度は日本人より低いと言える。チベット人は（身体の因が縁り合って成立し存在している）現世においては、社会の中で互いに縁り合い助け合いながら生活を営んでいる。見知らぬ人でも、出身地が同じか、遠い親戚というだけの理由で家に泊めたり世話を焼いてあげるのは当たり前のことなのである。そして身体が滅びると、鳥葬というかたちでハゲワシに身体を寄付し、身体の構成物質は大自然の中での縁り合いに参加していく。この一本の樹木はそうした身体、社会、大自然、すべてのレベルにおける「縁」を象徴していると言える。

（3）医学の目的

前述の二つの花と三つの果実は医学の目的を表現している。いったい何のために医学は存在しているのか。例えば現代だと長寿が目的だ、いや寿命が長ければいいというものでもない、太く短くでもいいじゃないか、延命治療に意義はあるのか、などなどと議論が尽きない。しかし、薬師如来は『四部医典』の中で明確にこう語られている。

皆々のもの。よく聴きなさい。
無病息災を願うものはこの医学教典を学びなさい。
長寿を願うものはこの医学教典を学びなさい。
仏法と財産と幸せを得たいものはこの医学教典を学びなさい。
衆生の誰であれ、病の苦しみから逃れ、他者から尊敬されるべき存在になりたいものは
この医学教典を学びなさい。

（『四部医典』根本部第二章）

無病と長寿が前述の「樹木比喩図」における二つの花にあたり、仏法と財産と幸せが三つの果実にあたる。チベット医学の究極の目的とは、すなわち、健康な体で仏法を修行し悟りの境地に達して、六道輪廻の中から解脱することであり、それを幸せ、チベット語で「デワ」と定義している。つまり、悟りを得るために医学があると言える。チベット仏教では六道輪廻（天、阿修羅、人間、畜生、餓鬼、地獄）の中で、仏法を学べる人間界が最高の存在であるとする。ちなみに、天界で暮らす神様は人間よりも優れた存在とされ、寿命が長く苦しみも少ない。しかし快楽の日々を失う不安に怯えながら暮らし、結局は煩悩から解き放たれることがない。一方、人間界には苦しみがあるがゆえに楽しみもある。またその逆も成り立つ。だからこそ仏教を学び解脱できる機会があるのだという。当初、私はこの概念に違和感を覚えたものだった。純粋・完璧な天界に憧れるのが日本人にとっては当然だからだ。日本人は迷うことなく長寿を目指す。苦しみをできるだけ排除し、便利な世界に憧れる。だからといって日本とチベット、どちらが正しいというわけではなく、まずは医学の目的の違いを明確にしておきたいと思う。

四　精神病に対する治療

前述の体液ルン・ティーパ・ベーケンのバランスを崩し、病を引き起こす外因は、天候の異常、不適切な食事、不適切な行動、鬼神の仕業の四つとされる。この中でもスピリチュアルケアと最も関連のある「鬼神の仕業」に注目してみたい。

（1）鬼神払い

チベット社会には精神病が、日本に比べて圧倒的に少ないとはいえ存在している。メンツィカンの病院に心を病んだ患者が訪れると、まずは、しっかりと話を聞き、ナツメグなど生薬でつくられた鎮静効果がある丸薬を処方する一方で、高僧のもとで鬼神払いの儀式を勧める。心を病むのは鬼神の仕業とされるのである。その際「ル・トン」と呼ばれる儀式が行われることが多い。チベットを代表する土地神である「ル」に供物をささげて満足してもらい、出ていってもらうのである。それでも改善されなければ、さらに強力な「ラング・ツェング」という二日がかりの儀式がある。その名のとおり、奪われた「ラ（魂）」と「ツェ（寿命）」を「グク（寄せる）」する力業である。この儀式を執り行えるのは、厳しい密教の修行を修めた高僧に限られ、これに抗える鬼神はチベットには存在しない。必ず魂を取り戻し、心は治癒するとチベット人は語る。

こうしてチベット社会では病院だけではなく、高僧と協力して高度な精神医学が形成されている。二〇世紀初頭までアムチは僧侶であり、病院と寺院は不可分な関係だったが、現代のメンツィカンでは個別の患者に宗教的儀式を行うことはない。その代わり、チベット暦（月齢）の十日にはメンツィカン職員・学生によって「ユトク・ニンティク（ユトク様の精髄）」という密教の法要が盛大に執り行われている。チベット医学の開祖ユトク様を称え、衆生すべての健康を祈願するとともに、医学の教えに危害を加える鬼神たちに供物をささげて首尾よく去ってもらうのである。こうして心の病を鬼神のせいにし、その鬼神を邪魔者として排除するのではなく、供物をささげて満足してもらうという姿勢に、チベット仏教の温かさを感じ取ることができる。もしかしたら、そんな優しさが患者の心に変化を与え、社会の中で前向きに生きる力を産み出しているのかもしれない。

（2）「友」という薬

もう一つ、チベット社会において精神病に対する最も効果的な治療法を紹介しよう。秘訣部第七十七章には「悪霊に憑《つ》かれ精神を病む原因は友がなく、苦しみ、一人ぼっちでいることである」と記されているが、まるで現代の日本社会の問題点を言い当てているようだ。一人ぼっちでいることが心と体に悪影響を及ぼすことが、すでに太古の昔に述べられていたのである。

チベットでは、あまりプライベートを重視しないどころかプライベートにあたる正確な単語は存在しない。よくチベット人から、「なぜ、外国人旅行客は割高な一人部屋を望むのか不思議でしょうがない」という疑問を耳にしたものだった。彼らにとって、相部屋のほうが割安だし、楽しいし、寂しくないしで、いいことづくめと感じるのである。

私もメンツィカンでの寮生活時代は、トイレの時間以外は一人になれることはなかったものだった。部屋は四人部屋で、その中の約二畳だけが自分の敷地だから、まるで僧侶のような生活である。ある日、同級生のみんなと山へピクニックに出かけた。一人の時間を楽しもうと木陰で横になっていると、すぐに同級生が駆け寄ってきた。「オガワ、楽しくないのか。大丈夫か。具合が悪いのか」と。結局、私は一人でいるのを諦めて、やや無理をしながらも、彼らとワイワイ楽しく騒ぐほうを選ばざるをえなかった。

チベット人は瞑想をしているから孤独に慣れているのでは、と思われがちである。しかし、一般のチベット人は黙って瞑想をする習慣がないどころか、その反対にお喋りが大好きだ。仏教の学問を究めた一部の僧侶のみが瞑想という高度な修行に入ることが許される。だからチベット社会には心の病が少ないのかもしれない。

また『四部医典』には実際、「気を病んだら、仲のいい友と一緒にいなさい」（根本部第五章）と記されている。

（3）自分自身に変化を与える

病の原因が鬼神であれ何であれ、生存の可能性がなくなったならば、最後の手段として「（死の兆候があらわれたら）以前より三倍、功徳を積み、読経をし、法要をしなさい」（論説部第七章）と『四部医典』に記されている。チベット医学において奇跡を起こしうる最後の手段は、右記の一節のごとく、仏教的な生き方を心がけることだと言うと、多くの日本人からは「なんと迷信深い」と誤解を受けるかもしれない。もちろんチベットの丸薬や施術が無力なわけでは決してない。ただ、チベット医学が日本の終末医療に対して提言できうることがあるとすれば、やはりこの一節が示す仏教にヒントがあると思う。冒頭でも記したように、チベット語で仏教を意味する「チュ」という単語は、改善する、治すという意味に由来しており、すなわち自分自身の心を改善する、変化を与えることがチベット仏教の本義と言える。右記における「三倍」というのは、さらなる変化を与えよ、とも解釈できる。前述したように、チベット人は普段から、貧しい人にお布施をしたり、お寺に寄進をすることで執着を断ち切り、読経をすることで心の障害を取り除き、自分自身にかすかな変化を日々与えていく。老人になって死が近づいてもその生き方は一貫して変わらない。

チベットの老人ホームでは、お年寄りたちは朝夕に読経をし、昼間はお寺の周りを何度も巡礼し、ときにお喋りに華を咲かせていた。部屋には小さな仏壇があるだけできわめて質素だ。そして、仏教を実践し続けている大先輩として若い世代から敬われ、大切にされている。不幸にして亡くなったとしても、来世を信じるがゆえに負の悲しみは絶望的なほどに大きくはない。それは、死を遠ざける傾向にある日本の老人ホームの姿とは大きくかけ離れている。

だからといって、日本の終末医療や精神医療に仏教や宗教が必要だと主張するには、いささか論に走り過ぎる感があるだろう。けれども、仏教の語源「チュ」に従い、自分自身に「三倍」でなくても「二倍」くらいの変化を与えることはできるのではないだろうか。もしがんなどの難病にかかったならば、読経や布施など仏教的行為はなくてもいい、ささやかでもいいから、まずは本人であれ、家族であれ、生き方を変えることはできないだろうか。例えば、今まで休めなかった仕事を無理にでも休んで家族が一緒に過ごす時間を持ってみるなど、「変える」、「変わる」行為そのものが奇跡の薬であり、今後のスピリチュアルケアに必要なことではないだろうか。

五　日常の診察風景

診察室では患者と向き合いながら脈診、尿診、問診を行い、白衣やマスクや手袋を着用することは決してしない。それは「患者を子どもや孫のように、膿《うみ》や血を飼い犬のように親しみをもって接しなさい」（論説部第三十一章）という『四部医典』の教えに忠実に従っているためである。アムチはどのようなときも自然体で患者と接し、素手で触れ合うことをモットーとしている。などと記すと美談に聞こえるが、実際の現場は命がけである。なぜならチベット社会では肝炎や結核の患者が多く、また悪いことに、患者たちの感染予防に対する意識が決して高くはないからである。

例えば結核患者は粗末なマスクをしただけで来院する。そして脈を診ている私に向かって「ゲホゲホ」と咳をされたときには、さすがに生きた心地がしなかった。肝炎の患者を診るときも素手で診察するが、「お大事に」と患者を見送ったあとに、すぐさま手を洗い、うがいをして院内感染を防いだものだった。いくら頑張ったところで病気になって休診してしまったのでは元も子もないし、事実、結核にかかったアムチもいる。あるとき指導医である女医に不安を漏らしたところ、「オガワ、私はね、無意味に太っているわけではないのよ。常に滋養のあるものを食べて、抵抗力を高めて結核菌に負けないようにしているの。だから、オガワも滋養のあるものを食べて少し太りなさい」と教えてくれ、初めてその立派な体軀に妙に納得がいったものだった。感染のリスクは承知の上である。しかし、それ以上に患者との親密感によって得られるメリットをチベット医学では大切にしていると言える。

このようにアムチの診察風景は素朴で人間味にあふれている。ときに笑い声が絶えない。それにもかかわらずどういうわけか、日本や欧米諸国では「アムチは問診をしなくても脈を診ただけで現在の病はもちろん、過去の病歴までわかる」という神話めいた噂が広まってしまっている。そのため、ダラムサラの病院には、アムチの前に座るなり黙って手を差し出す外国人患者がたまに訪れる。「どうだ、当ててみろ」というのだが、考えてみれば医者の腕を試すなど、なんとも失礼な話である。ちなみにチベット人患者は、アムチに敬意を表して、謙虚に、「ここが痛いんです。どうしたらいいでしょうか」と話してくれるし、これがいたって普通の光景なのである。結尾部第一章には「初診の患者には、最初に問診をすることが大切である」と問診の重要性が明確に説かれているにもかかわらず、いったい、いつからこんな伝説が広まったのだろうか。医療人類学的に興味深いテーマではある。そして、こうした伝説を信じた外国人患者のおかげで、われわれアムチは五感を最大限に研ぎ澄まして、病の診断に立ち向かっていかねばならなくなる。脈の拍動はもちろん、姿勢、声の強さ、肌の色、体臭などが大切な情報源だ。論説部第二十四章には「望診では患者の体型、肌色を診なさい。触診では体温、肌触りに注意しなさい」とも記されている。

脈診では聴診器と同じくらい大切な情報を得ることができるが、ＭＲＩや血液検査ほど正確な情報は得ることができない。脈診は人肌の聴診器のようなものである。しかし聴診器とは違い、肌を触れることで医師のぬくもりを患者に伝えることができる。

六　チベットの医療教育

最後にメンツィカンの教育について述べておきたい。チベット医学は日本において、医療人類学、植物学、医薬学、仏教学など多方面から研究されてきた歴史がある。しかしながら、チベット社会ではアムチを育てる独自の教育課程が存在している。その教育システムに関する研究はあまり報告されていない。そこで次に、教育システムを寮生活、暗誦教育、薬草実習の三つに分けて紹介する。

（1）寮生活

メンツィカンは一学年二五名の全寮制をとっている。最終学年以外は四人部屋での生活である。本来の起床時間は読経が始まる七時だが、熱心な学生は五時ころに起きて暗誦の練習を始める。その暗誦に励む声を聞くと、誰もが落ち着いて眠っていることはできないので、一人、また一人と起き出し、結局、ほとんどの学生は六時ごろには暗誦に励むこととなる。夜は我慢比べのように、零時近くまで暗誦に励む。もちろん、私も同級生たちに負けじと頑張っていたものだった。なにしろチベット社会のエリートの集まりである。ちょっと気を抜くだけで定期試験の成績は下位に落ちてしまうのだ。そしてその成績は大学の掲示板に張り出され、職員はもちろん街のチベット人も知ることができるので、みんな必死になるのも無理はない。

こうして互いにライバルでありながら、互いに助け合い、夜はどこかの部屋や廊下で熱い論争が始まる。テレビなどはないから、やることといえば勉強か、お喋りか洗濯くらいしかない。ちょっとした冗談にも笑い転げた。みんなハングリー精神に満ちあふれていた。チベット医学の最大の特徴であり、他の医学にはない長所は、このハングリーな集団生活から生み出される団結力ではないだろうか。ましてやダラムサラは国を失った難民社会だからこそ、いっそうの団結力が必要とされる。何もない環境だからこそ集団で緊張感を高め、チベット医学を受け継いでいかねばならない。外国には「仏教に根差した」などと美しく神秘的に語られることが多いが、実際の現場は汗と屁とカビと貧乏と不安、さらには恋と喧嘩にもまみれていて、もっとドラマチックで面白い。アムチを目指して学ぶ青年たちの無垢なまでの熱意がそこにある。

そして、こうした人と人との距離が近い中で五年間にわたり生活することで、医学生たちは知らず知らずのうちに患者との接し方を学んでいく。チベット医がみんな気さくで話が上手なのは『四部医典』の教義を学ぶからではない。人の中で揉まれて育つからこそ患者に寄り添うことができるようになるのである。

(2) 暗誦教育

東洋四大伝統医学の一つに数えられるチベット医学の教えは『四部医典』と呼ばれる四つの基本医典に集大成されている(前述)。全般にわたって九文字からなる詩文形式で成り立っていることは医学書としては特異に映るかもしれない。しかし、そのおかげで暗誦が容易になっていることを考えると、古代の編纂者たちの偉大な業績に頭が下がってしまう。なぜなら医学生は一、二、四部の三つのタントラを完全に暗誦することが義務づけられているからだ。その分量、約八万字は円周率暗誦の世界記録にも匹敵する。もしも、チベット医学の真の凄さを目の当たりにしたければ、ダラムサラにあるメンツィカンを早朝五時ごろ、もしくは夜の十時ごろに訪ねてみるといい。薄暗い街灯の下で若き学生たちが一心不乱に暗誦に励んでいる光景を目にすることができるだろう。それは一般常識で考えられる「暗記」とはレベルがまったく異なる。一節につき一千回以上も唱えて『四部医典』の教えを魂に刻みつけていくのである。こうして医学生たちはアムチへと生まれ変わっていくのである。

暗誦というと、「詰め込み」というマイナスのイメージが強いかもしれない。しかし、詰め込んだ状態からさらに何百回と暗誦を繰り返し体にしみ込ませることで新たな次元に到達することができる。なぜだろう、口が勝手に動きつつも、脳の片隅で小さいころの出来事が走馬灯のようによみがえり、当時、気がつかなかったことに、はっと気づかされることがあるのだ。またときには『四部医典』を編纂した古代の聖者たちの熱い息吹がよみがえってくることもある。そうして過去の聖者たちと一体化するからだろうか。暗誦が進むにつれて不思議と教典の内容が腑に落ちてくるのである。暗誦を続けていると疲労を感じないどころか、ランナーズハイの状態のように、このまま永遠に暗誦を続けていたいという光悦感に浸ることができる。こうして脳の機能の限界に挑むことにより特別な能力が備わるのかもしれない。例えば自分の個人的な体験談で恐縮ではあるが、講演会で多くの聴衆を相手に話していて心に余裕を持てるようになったことが挙げられる。口が動きながらも次に話す内容を頭で考え、論理立てて話すことができるのである。そして、この能力は診察の際に手助けをしてくれる。患者に問診する際に心に余裕が生まれ、安心感を与えることができるとともに、診断のための貴重な手がかりを引き出すことができるからである。このように、暗誦というのは単に医学の教えを覚えるためだけではなく、知性を明晰にし、問診の技術を磨くという効用もあるのではと私は考えている。

(3) 薬草実習

チベット医学生は毎年、八月になるとヒマラヤ山中に放り込まれ、一カ月にわたる薬草採取が義務づけられる。メンツィカン恒例のヒマラヤ薬草実習である。しかし、実習とは名ばかりで、実際には病院で用いられる丸薬の原料を調達することが目的であるため、仕事としての意味合いのほうがはるかに強い。つまり、「患者の病を治すため」という利他心を「発心《ほっしん》する」ことからチベットの医療は始まるのである。そして次に「考える」。四方を山に囲まれた中で、どこに薬草があるかなんて誰も教えてはくれない。まずは自分の頭で推論し考え、二、三時間も歩き続けなくてはならない。先生からの指示は「死ぬな」、ただそれだけである。何百種類という薬草の中から課題の薬草を探し当てると、二時間近くにわたってひたすら採取を続ける。同行している同級生たちと励まし合い、ときにはふざけて笑い飛ばしながら、この過酷な実習を乗り切っていく。ときに三〇キログラム近くもある薬草を背負ってベースキャンプへたどり着くと、すぐさま清流で洗い、鉈《なた》で刻み、乾燥させる。数日間、何度も薬草を切り替えしながら乾燥し、袋に詰めると十二時間も離れた製薬工場へとトラックで運んでいく。製薬工場でつくられた丸薬は祈りの儀式を終えると完成である。そして、次年の薬草実習でこの丸薬を地元の山岳民族たちに無料で配布し、感謝される。最初からおさらいすると、発心し、考え、歩き、選び、採取し、運び、洗い、刻み、乾燥し、製薬し、祈り、処方し、感謝される。この総合的な実習を通して、医学生はゼロから患者を癒やすまでのすべての過程を身につけるとともに、チベット民衆からアムチとしての信頼・尊敬を得られる過程を実感するのである。もちろん、過去には崖から落ちたりして重傷を負った学生も少なくはない。しかし、そうした危険を冒してまで医学を学ぼうとする真摯な気持ちが民衆からの信頼を生んでいく。汗をかくことをチベット医学は決して厭《いと》わない。そこには眼に見えるかたちでの苦労が存在する。千年前とまったく変わらない医学教育がここにはある。仮に電気がなくなってもビクともしない不変の医学がここにはある。「もっともっと」にはない、「もともと」のぬくもりがそこにはある。そして外面である教育システムが「変わらない」医学を学ぶ過程の中で、劇的に医学生自身（の内面が）「変わり、進化する」ことに私は注目している。ちなみに、チベット語の仏教徒「ナンパ」は、「内道」という意味である。

七　おわりに

チベット社会から現代医学の動向を眺めていると、その長足の発展に驚かされる。私はチベット医師であるとはいえ、現代医学の技術的進歩を否定するつもりは決してない。しかし、医学が、その出発点であり、それを育んできた「大地」・「人」と遠ざかっていることには、若干の危惧を抱かざるをえない。そこで、医学教育の基本において、「大地」と「人」とのつながりを常にイメージさせるプログラムが必要なのではないかと思っている。小学校以来の理科教育は、いわば古代ギリシア以降の科学史を凝縮して体験させている。同じように医学に関しても、五千年来の医学の発展史を凝縮して体験した人間の中から優れた五感を持った医師が生み出されるのではないだろうか。

小さな子どもたちが薬草を混ぜ合わせてお茶をつくって楽しんだり、草をすりつぶして魔女ごっこに興じたり、怪我をしたならヨモギを揉んで傷口に当てるような光景が当たり前に見られるようになったとき、医学は広い裾野を得て新しい段階へと駒を進めることができるのかもしれない。そうした光景は、実は昔、日本にも見られた。その失われた光景をずっと維持しているのがチベット社会であり、チベット医学なのである。医学教典の中に癒やしがあるわけではなく、人肌の温かみを備えたチベットの社会にこそ癒やしの原点がある。

「大地に根ざした医学」と私が言うとき、「自然」と「社会」の二つをイメージしている。医学は、「自然」との関係の中で人間の「自然」を回復させる学問であるとともに、患者と医師の関係を基本にした「社会」的関係性の学問であると言える。

チベット医学は、教典の中に閉じ込められているものではなく、ヒマラヤの薬草実習に見られるように、「自然」

との関係において成り立つ。また、チベット医学暦法学大学の寮生活に代表されるように、文字どおり、分け隔てのない関係性、患者と医師の間の打ち解けた人間関係などが、実はチベット医学の本質であり、そしておそらく今後の医学の発展、ならびにスピリチュアルケアに貢献できることではないだろうか。具体的には、医学部生、看護学生だけでなく、小・中・高校生を対照に、脈診体験、薬草採取実習、暗唱教育を導入するように働きかけ、教育面からの変革を行っていきたいと考えている。

時代背景と、現在の緩和ケア事情

庭野　元孝

一　在宅看取りの推進

（1）在宅看取りの現状

一九四七年（昭和二二年）に誕生した団塊世代が六五歳を超えて、二〇二〇年には、男性の二人に一人、女性の三人に一人が、一生のうち一度は「がん」にかかる時代に突入する。毎年、新たながん患者が六〇万人発生して、がんで死亡する患者数は約三四万人だが、二〇二〇年には、それぞれ一五〇〜一七〇万人、六〇〜七〇万人に跳ね上がると予測されている。そして、非がんで亡くなる患者を含めると、現在、年間一二〇万人の患者死亡数は、二〇三〇年には一六〇万人に達するとされるが[1]、医療費削減の進む中、病院数とベッド数の増加は、見込まれない。

二〇一二年五月二十九日に放映されたＮＨＫのテレビ番組「クローズアップ現代」では、「もう病院では死ねない――医療費削減の波紋」と題して、非がん患者の療養場所、最期を迎える場について、問題提起がなされた。大量の終末期難民の出現が予想される中、医療の流れは、在宅療養・在宅看取りに大きく移行中で、最期を迎える場所は、病院か、自宅か。あらかじめ自己選択する時代になりつつある。

緩和ケアの分野では、二〇〇六年六月に「がん対策基本法」、二〇〇七年六月に「第一次がん対策推進基本計画」が成立して、居住地近くで、均等化したがん医療を受けられ、早期から緩和ケアを行うべく、医療者の教育を推し進めることが、明記されている。

「畳の上で死にたい！」とよく耳にするが、「畳の上で」という言葉が、日本人の心情を吐露している。家族に囲まれて、飲酒、喫煙、ペットの飼育などの制限を受けず、趣味を続けながら、自分らしい最期を迎えたいという希望はあるが、家族に迷惑をかけたくないという思いや、急変、痛みが強くなった時の不安のために、最期を病院で迎える人は、現在、八割を超えている。

しかし、自宅死（在宅死）と病院死が逆転したのは、一九七六〜一九七七年と、三十五年あまり前のことで、在宅での看取りは、困難極まりないことではなかったはずである。

行政も、在宅看取りを推進すべく、二〇〇六年四月に介護保険制度を改正し、在宅療養支援診療所を設立して、六五歳未満の若い末期患者が、自宅で介護保険サービスを受けられるようになった。さらに、ＩＴの普及により、ｉＰｈｏｎｅ、ｉＰａｄによる遠隔医療、遠隔診察が可能となり、地域の専門医（かかりつけ医）、ケアマネージャー、訪問看護ステーション、ＭＳＷ（医療社会福祉士）、薬剤師、リハビリスタッフの多職種連携医療チームのサポートにより、在宅での診察、治療が、よりスムーズに運営される体制が、構築されつつある。

(2) 在宅看取りの意義

また、在宅看取りには、医療以外に大きな意義がある。

「京都大学こころの未来研究センター」教授のカール・ベッカーの著書『愛する者の死とどう向き合うか――悲嘆の癒し』(山本佳代子訳、晃洋書房、二〇〇九年)のまえがきを引用する。

「数十年前までは、日本人のほとんどが、在宅で息を引き取っていたものである。今もなお、大多数の日本人が、在宅で死にたいと思っているようである。だが、現実の社会は大きく変化し、八~九割もの日本人が病院で死を迎えるようになった。また、数十年前までは、日本は先進国の中でも殺人事件が非常に少なかったのに対し、現在では、儒教国らしからず、親が子を殺し、子が親を殺す事件が毎日のようにマスコミから流れてくるようになった。この二つの現象は決して無関係とは思えない。

伝統文化においては、成人するまでに、一度は親戚や家族の誰かを看取ることが当たり前であった。十数歳になるまでに、必ず親戚や家族の介護や看取りをして、死別の虚しさや悲しさを経験していた。それは人類共通の運命とでもいえよう。しかし、そうしたこれまでの歴史や伝統に反して、現代の日本社会では高齢者は若い人と一緒に暮らさなくなり、若い人は自分の親戚や家族の介護をしなくなった。日本人が長生きするようになったことは、ありがたいことかもしれない。しかし親戚や家族を看取らない若い日本人は、死の虚しさや悲しさを知らない。「むかつく」というだけで、不特定多数の人間を刺し殺してしまうとは、身近な人を看取った悲しみや死の虚しさを知っている者には、考えられない行動であろう。[2]」

大人社会の荒れを反映して、子どもたちも荒れる現代社会では、連日、悲惨な事件が新聞の紙面を賑わしているが、在宅看取りは、家族の絆、生命の尊さを見直す最高のきっかけになるであろうと考えられる。

また、現在、世界第一の高齢化社会の日本、なかでも、首都圏の神奈川、埼玉、千葉、東京は、日本有数の高齢化都道府県で、日本医療の今後の動向は、欧米はもちろん、アジア、特に中国、韓国、東南アジア諸国から大いに注目されている。

二〇一〇年九月に中国社会科学院、財政貿易経済研究所の発表した報告書「中国財政政策報告書2010／2011」によると、二〇三〇年における中国の六五歳以上の比率は、日本を抜き、世界一になると予測されている。

世界最大の複合企業であるアメリカのGE（ゼネラル・エレクトリック）の世界戦略の二大柱は、「エコロジー」と「在宅医療」であるが、日本で構築された在宅療養システムは、中国、韓国、東南アジア諸国、そして欧米に拡がる世界モデルの雛形になると考えられる。

二　スピリチュアリティについて

(1)スピリチュアリティへの関心の発端

二〇〇四年、日本では、『世界の中心で愛を叫ぶ』、『冬のソナタ』で、「純愛」が社会的ブームを巻き起こし、「癒やし」・「癒やし系」がもてはやされ、人々は、魂の安らぎ、生きる意味を求めて、スピリチュアリティへの関心が高まった。

スピリチュアリティへの世界的な関心の大きな発端としては以下の三つが挙げられる。

①　１９６７年　シシリー・ソンダース医師の現代ホスピス開設
②　１９６９年　エリザベス・キューブラー=ロス医師の『死ぬ瞬間』の出版
③　１９８８年　ＷＨＯ（世界保健機関）の健康の概念の改訂

看護師から出発したシシリー・ソンダース（Cicely Saunders, 1918–2005）は、三九歳で医師の資格を取得して、末期患者の治療に専念。一九六七年、ロンドン郊外に聖クリストファー・ホスピスを開所したが、人は痛みに苦しみながら死んでいく必要はないと主張して、抗うつ剤、ステロイド、精神安定剤、モルヒネ製剤を積極的に活用した。死の受容について話し合うことは、患者にとって生きることの放棄や、服従ではないし、医者にとって、敗北でも、怠慢でもない。避けられないプロセスの質の転換であると考えて、病気を治すことだけに目を向けずに、身体的、精神的、社会的、霊的な四つのペイン＝トータルペインの存在と、トータルケア＝全人的ケアの概念を提唱して、世界中に普及させた。(3)

スイスのチューリッヒで、三つ子の末娘として九九〇グラムで誕生、幼少時から、「自分とは？」、「この世に生を受けた意味は？」と考えながら育ったエリザベス・キューブラー＝ロス（Elisabeth Kübler-Ross, 1926–2004）は、がんを告知された人が、否認と孤立、怒り、取引、うつ状態、受容という五段階の心理過程を経て、死に至ることを世界的ベストセラー『死ぬ瞬間』の中で示した、アメリカの精神科医、臨死研究家である。

死の瞬間を明らかにするために、臨死体験を二万例集めたキューブラー＝ロス医師は、臨死患者が共有する体外浮遊体験、光のトンネル体験、走馬灯のように自分の人生を振り返る体験（生涯の回顧＝ライフレヴュー）、そして宇宙意識とのコンタクトを明らかにした。そして、死後の生を唱えて、死ぬ瞬間は、さなぎから蝶が解き放たれるように人間の不滅の部分が、殻から解放される。埋葬あるいは火葬される身体は、殻＝繭であると説き、死後の生を認め、死を成長の機会としてとらえて、静かに尊厳なる死を迎えること、その人らしく死ぬための心構えを持つことを臨死患者に願った。(4)

一九九八年、ＷＨＯの執行理事会では、スピリチュアル・ウェルビーイング（霊的な健全性）を健康の概念に加えてはどうかと議論が重ねられ、時期尚早ということで見送られたが、これを機に世界的な注目が、スピリチュアリティへと向けられた。

一般的に「スピリチュアリティ」とは、教祖、教団、教義を持つ宗教とは違って、拘束性、排他性がなく、宗教とは別個のものと考えられ、人間が人間であるための根源的な問い、人間らしさ、その人らしさ＝自分らしさを保障するものと定義されている。

しかし、日本語のカタカナの「スピリチュアリティ」の定義の問題点は、倫理性が含まれていないことである。

（2）歴史に見るスピリチュアリティ

旧約聖書に「主なる神は土のちりで人を造り、命の息をその鼻に吹きいれられた。そこで人は生きた者となった」（口語訳、創世記二章七節）とあるが、人間に「神の命の息＝スピリッツ」が授けられて、人間はスピリチュアリティを持つ存在となったので、「スピリチュアリティ」とは、聖なるもの、聖性、超越性、利他心、宗教的な徳ととらえるのが、欧米人の共通認識だ。

これに比し、日本語のカタカナの「スピリチュアリティ」は、オカルト的概念を多分に内包して、オーラ、守護霊、前世、占いなど目に見えない世界全般を取り扱い、「スピリチュアル・カウンセラー」と呼ばれる人たちが、跳梁跋扈《ちょうりょうばっこ》しているのが現状で、その代表格が、テレビ番組「オーラの泉」で高視聴率を上げた江原啓之《ひろゆき》である。江原氏が、東京都内に数億円の豪邸を建てて、社会的バッシングを受けていた時期の『週刊文春』（二〇〇六年二月）に「ライフワークはホスピス活動」と公言していたのが、とても印象的だった。

有元裕見子『スピリチュアル市場の研究』（東洋経済新聞社、二〇一一年）によると、「スピリチュアリティ」は、日本人の日常生活の中では、とても身近な存在で、神社仏閣は郵便局とコンビニを合わせた数の二倍以上、宗教法人の数は日本の企業数の四〜五％を占める割合で存在する。また、携帯占いサイトは二〇〇億円、ヨガは一六〇〇億円の市場を成し、「スピリチュアルビジネス」は、一兆円市場を形成していると言われている。

日本語のカタカナの「スピリチュアリティ」には、胡散臭《うさんくさ》さがつきまとい、唾棄すべきものとして警戒心を抱く日本人はたくさんいるが、もともと欧米由来の「スピリチュアリズム（心霊主義）」を日本語のカタカナへと派生させたことも、誤解と混乱を招く大きな要因と考えられる。

産業革命で科学が発達して、自信過剰の物質主義に陥り、他方で伝統的宗教の独善的敬虔主義に、人々が不平不満を抱いていた一九世紀。一八五八年、聖ベルナデットが、聖母マリアのヴィジョンを見た南仏のルルドには、中世以来見られなかった規模で、癒やしと恩寵を求めて、カトリック教徒たちが集った。

一九世紀の心霊主義運動の幕開けは、一八四八年のアメリカ、ニューヨーク州バッファロー南部の小さな町のフォックス家の「ハイデスヴィル（ハイズヴィル）叩音《こうおん》」事件である。

ハイデスヴィルの貧乏な木造家屋に住んでいたケートとマーガレットという姉妹が、寝室でコツコツとかトントンとかいう不思議な音、いわゆるラップ音、ポルターガイスト現象を頻回に経験したことから始まり、姉妹はラッピングを幽霊の仕業と言い張り、この姉妹と霊の間で一種の取り決めが結ばれて、モールス信号のような合図で霊とコンタクトを取るようになった（モールス信号は、この時代の先端技術である）。ラップ音については、インチキ（＝足の指の関節を鳴らした音）という説もあるが、ポルターガイスト現象は、大いに注目されて、姉妹の上のもう一人の姉が、妹二人を興行旅行に連れていき、アメリカ中で心霊ブームが巻き起こり、全国で死者の霊と交信する交霊会が行われて、霊媒を名乗る人が大勢あらわれた。

英国では、ロバート・オーウェン（Robert Owen, 1771–1858　イギリスの社会主義者で、協同組合運動の創始者）が心霊術に傾倒したため、心霊術が労働者階級に広がった。

一八七五年、ロシアのウクライナ生まれの霊媒師であるヘレナ・ペトロヴナ・ブラヴァッキー（Helena Petrovna

Blavatsky, 1831–1891)、通称マダム・ブラヴァッキーが、ニューヨークに「神智学協会（Theosophical Society）」を設立したが、彼女は、空のかごの中に思いのままに果物を現出させ、物体を空中浮遊させ、自由自在に催眠透視ができる本物の超能力者と言われている。ブラヴァッキー夫人と神智学協会のメンバーたちは、ヒンズー教、仏教の東洋思想に深くかかわっていたので、欧米では、東洋思想に対する学術的関心が高まり、東洋の宗教文書が、大量に翻訳された。

ゲーテとニーチェの全集編纂者として有名な天才哲学者、ルドルフ・シュタイナー（Rudolf Steiner, 1861–1925）は、一九〇二年に神智学協会ドイツ支部に加入して重要な地位を占めたが、神智学協会のあまりにも濃厚な東洋的、インド的雰囲気を嫌い、キリスト教的神秘主義に目を向けて、「アントロポゾフィー協会（Allgemeine Anthroposophische Gesellschaft）」を一九一三年に設立。シュタイナーは、密教の説く観想のように、人間のうちにある不思議な認識能力を呼び覚ますことを目指した。

さらに、英国では科学者たちによって、一八八二年に「英国心霊研究協会（Society for Psychical Research：SPR）」が設立されて、心霊術、神智学への関心が高まる中、いくつもの心霊術雑誌が刊行されて、さまざまなグループが、雨後の竹の子のように結成され、百家争鳴の様相を呈した。

こうした中、ドイツの物理学者レントゲンが、一八九五年、X線を発見。キュリー夫人が夫と協力してラジウム、ポロニウムを発見。そしてα、β、γ線と発見されたが、不可視のモノであるX線を当てると、人間の身体が透けて骨だけ見えるわけで、魔術そのものと当時の人々が考えたのは、当然の成り行きであろう。

発明王エジソンが晩年、霊界と交信することのできる霊界ラジオを開発しようとしていたエピソードがあるが、不可視の不思議なモノの存在を期待する気持ちが、当時の科学者をはじめとする人々の心の中にあったことは、容易に想像できる。

日本では、一九一〇年（明治四三年）、東京帝国大学助教授の福来《ふくらい》友吉博士が、熊本の御船《みふね》千鶴子を対象に「透視」の実験を、この年の暮れに四国丸亀の長尾郁子を使って「念写」の実験（写真の乾板に念を送ることにより念写を行う）を行ったが、関係者たちからは詐欺師呼ばわりされて、翌年、御船千鶴子は自殺、長尾郁子は急病死。福来博士も、東大を追放された。

三浦清宏『近代スピリチュアリズムの歴史――心霊研究から超心理学へ』（講談社、二〇〇八年）によると、一九世紀後半から世紀末は、ベル・エポックと呼ばれて、世界史的にも特異な時代で、カール・マルクス、フリードリヒ・エンゲルの弁証法的唯物論により、新しい社会を創造する決意を述べた「共産党宣言」が発表されて、唯物思想が台頭。ダーウィンの進化論も、議論を巻き起こした。その当時、世はまさに唯物思想一色になろうとしていた時で、これに真っ向から立ち向かったのが、スピリチュアリズム＝心霊現象を認めて、霊的なものを受け入れる思想で、心霊研究＝心霊現象を科学的立場から調査、研究することが、盛んに行われたわけである。

また、スピリチュアリズムは、キリスト教会に不満を抱く者の福音となったが、その最大の理由は、神の罰がないことであった。スピリチュアリズムの説く死後の世界では、同じ考えや好みを持つ者同士が集まって社会＝霊界をつくる。人間自身が、地上の思いを死後の世界まで引きずって、自分で作り出す因果応報の世界＝霊界に落ち着くわけである。

「最後の審判」のような神の怒りや罰はなく、神は常に愛の心を持って人間を救おうとしているというのが、スピリチュアリズムの説く霊界の姿で、「わたしは、あなたに天国のかぎを授けよう。そして、あなたが地上でつなぐことは、天でもつながれ、あなたが地上で解くことは天でも解かれるであろう」（マタイによる福音書一六章一九節）という有名な聖句のごとく、自己責任が強調されて、自分の努力によって悟りを開くという禅の教えと相通ずるものがあった。

（3）スピリチュアリティの体系的な概念構築へ

日本語のカタカナの「スピリチュアリティ」という言葉に対して、抵抗感、反発心を持つ人たちが多数存在する中、宗教学、社会学、心理学、倫理学の立場から、「スピリチュアリティ」の体系的な概念構築が急がれるが、この問題に積極的に取り組み、スピリチュアルペインと真摯に向き合う学術団体として、「日本スピリチュアルケア学会」が、二〇〇七年九月十五日に設立された。

理事長に聖路加国際病院理事長の日野原重明氏、副理事長に上智大学グリーフケア研究所所長の高木慶子氏と東京大学大学院教授の島薗進氏、監事に金城学院大学学長の柏木哲夫氏という著名人を中心に有志が集う学会では、終末期患者のスピリチュアルペインに取り組む「スピリチュアルケア・ワーカー」育成の教育プログラムの資格認定作業を終えて、専門資格を有するスピリチュアルケア・ワーカーを順次、輩出する予定である。

三　スピリチュアルペインについて

スピリチュアリティには、さまざまな段階があるが、スピリチュアリティ探求は、死に瀕するなど危機的状況下で最高潮に達し、窪寺理論では「スピリチュアリティ」は、「人生の危機に直面して生きる拠り所が揺れ動き、あるいは見失われてしまったとき、その危機状況で生きる力や、希望を見つけ出そうとして、自分の外の大きなものに新たな拠り所を求める機能」と定義されている。(5)

窪寺俊之は、『続・スピリチュアルケアを語る』(関西学院大学出版会、二〇〇九年)の中で、スピリチュアリティを四つの段階に分けて、考察している。

「ここに四つのスピリチュアリティ形成要因があることをあげさせていただきます。第一番目は、生まれた国、時代、風土あるいは文化的環境などの要因が大きく影響してくるとみています。この風土や時代は私たちの無意識に影響を与えてスピリチュアリティを形成する大きな要因になっているのではないでしょうか。戦争を体験したり、あるいは災害を経験したりした方々がその経験から得た人生観というものは、その方の人生に将来ずっと大きな影響力を与えていくに違いありません。ですから、どのような文化、どのような時代、どのような国に生まれたかということは、スピリチュアリティに大きな影響を与えています。

第二番目は、人生の中でどういう人に出会ったかということが、スピリチュアリティを形成する大きな要因になっていると思います。どのような人と、どのような人間関係を持つか、ということです。ある人は非常に愛されて、幼いときを過ごしたかもしれません。その人は、他人を愛すること、信頼することが困難でないかもしれません。しかし今日のように、DV(ドメスティック・バイオレンス)をうけているとか、家庭が崩壊した中で育った人たちは、人間への不信感によってどうしても人を信じられないことがあるかもしれません。この事から分かることはその方を支える土台は育った人間関係と非常に関わっていることになります。

第三番目は、非常に意図的な要因です。私たちは人生の意味や困難の意味について悩む時があります。そのときに出会う哲学や思想が私たちに大きな影響を与えます。今日ここにおられる若い方々は、おそらく自分の人生について思い悩み、この神学部に来られたと思います。私たちは、自分はなぜこの親を持たなければならなかったのか、あるいは、なぜ自分の能力はこれしか無いのか、としばしば悩みます。人生が不合理だ、不条理だと思うことでしょう。人生に腹を立てることもありましょう。人生がよくわからないと言って死を選ぶ人もいます。そのときに出会う哲学や思想や神学は、私たちに大きな影響を与えるに違いありません。それは私たちの深いところで、スピリチュアリティを作っていくでしょう。その人のもっとも深い生き方や人生観を作ります。

第四番目は、宗教や信念などで、さらに意図的です。そして、これらは私たちのスピリチュアリティに非常に大きな役割を果たします。ここで、先にあげた三つのスピリチュアリティとこの第四番目のスピリチュアリティの違いを私は次のように考えています。生まれつき身につけたスピリチュアリティも、あるいは人との関係の中で得たものも、あるいは哲学や思想の中で得たスピリチュアリティも、それは自分が身につけて得るものです。ところが第四番目のスピリチュアリティの特徴は、最後は自分がもっている自分自身を手放さなければならないということです。自分をいったん手放すことで得ることの出来るスピリチュアリティなのです。だから宗教に入信する難しさは、自分を捨てて、信じるという点です。しかし、それは同時に、誰の人生にも開かれているものです。[6]」

窪寺氏の説く第四のスピリチュアリティこそが、死に瀕するなど危機的状況下で最高潮に達したスピリチュアリティであり、真のスピリチュアルペインを表出するスピリチュアリティであると言えよう。

さて、シシリー・ソンダース医師は、スピリチュアルペインについて、「多くの患者が、自責の念、あるいは罪の感情を持ち、自分自身の存在に価値がなくなったと感じて、深い苦悶の中に陥っている。このことが、真にスピリチュアルペインと呼ぶべきものであり、それに対処する援助を必要としている」と語っている。(7)

真のスピリチュアルペインを具体的に列挙すると、次の四つである。

第一は、生きる意味、目的、価値を喪失して、今までの自分の人生の土台や価値観が崩れた時に、人は、死んでしまいたいとか、生きているのに疲れたとか、早く楽にしてほしいと、希望する。

第二は、「なぜ、こんなに苦しまなければならないのか」、「バチが当たるようなことはしていないのに」と悩み、人生の不条理に対する疑問、怒りを自分自身でどう処理していいのかわからず、その意味を教えてくれる人を探す。

第三は、死んでいなくなるのが怖い。死んだあとはどこに行くのかと悩むが、これは、死後の世界を消極的に受け入れようとしているとも言える。

第四は、病気を「神の罰」と考えて自分を責め、「私は悪い人間です」、「私の人生は失敗だった」と悔いたり、「人生をもう一度、やり直すことができればいいのに」と願うが、反省、後悔の背後には、挫折、失敗、恥の体験がある。

これらのスピリチュアルペインは、表面的な人間関係の問題をも、超越者との関係としてとらえ、超越者である神や仏に救済を求める態度で、この次元のスピリチュアルペインは、地上での希望や助けだけでは、解決することができない。

自分が持っている自分自身をいったん手放さなければ、手に入れることができないスピリチュアリティであり、自分を捨てて、信じるという困難な作業を強いられるわけで、「救済」という宗教的次元にまで立ち入らなければ、解決しえない問題であると言えよう。

四　医療者のスピリチュアルケアについて

まず、医療者全般の特質について論じると、医療者の得意分野は、検査、診察、治療、投薬、身体的看護など、マニュアルがある時にその強さを遺憾なく発揮する。可能な分野としては、説明と生活全般のケアであり、不得意分野は、傾聴、精神的苦悩を聴くことであろう。なぜなら、マニュアルがない、患者の話を傾聴する時間的余裕がない、収益がない、結果がつかみにくい、ということが、主な理由として挙げられるからである。

武井麻子『感情と看護』（医学書院、二〇〇一年）によると、医療者、特に看護師は、もともと真面目で几帳面な人が多く、過度の世話焼き、おせっかいなところがある。汚れているものは、きれいに。曲がっているモノは、真っすぐにしないと、気がすまない。いい加減なこと、大ざっぱなことが大嫌いで、なんでもかんでも、きちん、きちんとしていないと、気がすまないという傾向が強い。

看護ケアは、組織＋肉体労働＋感情労働の賜物であるが、白衣の天使の演じ手である看護師は、患者の前では感情をあらわすことを禁じられ、手のかかる患者を相手にする時、患者の汚物を処理する時、顔をしかめたくなるような場面に遭遇しても、いつも笑顔でいることを求められる。

また、急性期病棟、ＩＣＵ（集中治療室）では、少しのミスも許されない緊張感の中、死と向かい合い、アドレナリンをたぎらせながら仕事をしているうちに、バーンアウトして（燃え尽きて）、自己喪失状態に陥るという現象も、よく見受けられる。
このような医療者全般に対して、桃山学院大学教授の伊藤高章は、『続・スピリチュアルケアを語る』の中の「チーム医療におけるスピリチュアルケア」という論文で、警鐘を鳴らしている。

「日本の医療現場を視野に入れて、スピリチュアルケアの研究実践をやっている多くの人が考えているのは、おそらく『スピリチュアルペイン』を取り除くことです。これまでに説明した医療の視点からの対応です。ペインを取り除くというモードで考えることに対して、私は違和感を持っています。おそらく医療現場でスピリチュアルケアに関心を持つナースやドクターは、ペインを取り除くという発想が当たりまえの世界で生きている方たちですから、多くの方はそれを続けていくのでしょう。けれども、医療者の中でも『どこか違う』という感覚が生まれてきているのを、一緒に仕事をする中で、強く感じています。

現代のスピリチュアルケアという発想、医療の中にスピリチュアルケアが入ってきた経緯は、終末期医療の中で、本当にどうしようもない絶望感や恐怖感や無力感に囚われている人を、どうにかして支えたいという発想からです。様々なペインを特定し、そのペインを取り除くことをとおして終末期の方々を支えようというところから起こってきた議論です。しかし、終末期医療の枠を超えてのスピリチュアリティに関する広範な理解は十分に展開しなかったと言えます。

最近は、治療の最初期から緩和ケアを導入することの大切さが認識されてきています。がん治療に携わる医療者は、今後、必ず緩和ケアの知識を持つことが重要になってきます。それに伴い、終末期医療に限定されない緩和医療におけるスピリチュアルケアについての議論が全面展開していく必要があるのです。

たとえば、大切な人を失うと心が痛みます。死別であったり、別離であったり、失恋だったり。このペインは無かったほうがいいのでしょうか。そういう状況の中で、心の痛みを感じるということは、起こらない方が望ましいことでしょうか。きっと私たちの生きていく中で、心痛むこと、苦しむことは、生きていることの裏返しなのです。ですから、完全になくすことはできません。ましてや、自分の身体の大きな問題、もしくは死に直面している方が感じる悲嘆や苦悩は、大切な人生のプロセスです。痛まないようにしよう、苦しまないようにしよう、と一生懸命になり、起こってきた『スピリチュアルペイン』を全部、取り除こうとする努力は、逆に、一生懸命に意味ある人生を生きぬく機会を奪うことになるおそれがあります。人生を医療化するとき、問題がペインという症状へと矮小化されてしまいます。(8)」

身体的、精神的、社会的、霊的な四つのペインの存在=トータルペインと、トータルケア=全人的ケアの概念を世界中に普及させたシシリー・ソンダース医師は、全人的ケアの一環として、スピリチュアルケアを強調したが、医療者は、「ペイン!」と聞くと、すぐに治さなければいけない、緩和しないといけないと身構えて、すべてのペインを抑え込もうとする。

若いころからそういう訓練を受けている医療者は、「ペイン」と聞けば、すぐに「ペインを抑えなければ!」と反射的かつ短絡的に反応してしまうが、そもそも、人生は、家族や親しい人との別れ、失恋・失業・転職など、喪失体験によるスピリチュアルペインの連続であり、それらをすべて取り去ろうとする努力は、人生を懸命に生き抜こうとする人間の営みを委縮させて、成長を阻害する危険性すらある。

キリスト教のチャプレン(患者専門の牧師)、ビハーラ(仏教ホスピス)の僧侶たちは、スピリチュアルペインを人間の成長の糧としてとらえて、まずはすべてをあるがままに受け入れ、それを乗り越える手助けをして、あとは傾聴と見守りの姿勢に徹する。

医療を通して、患者を支援して、ケアを施す医療者。そして、医療から一歩離れた立場で、患者の心を俯瞰して、スピリチュアルケアを施すキリスト教のチャプレン、ビハーラの僧侶といったスピリチュアルケア・ワーカーの人たち。両者の立ち位置には、大きな違いがあるので、単純には比較できないが、医療者は、自分の強みや弱点をよく把握して、スピリチュアルケアに臨む必要があることは、間違いないだろう。

五　まとめ

現代ホスピスの母と呼ばれるシシリー・ソンダース医師の理念が世界中に伝えられ、一九八一年に浜松の聖隷三方原病院に日本初のホスピスが、一九八四年に大阪の淀川キリスト教病院に西日本初の病棟型ホスピスが開設されたのが、日本のホスピス運動の始まりで、その歩みは、三十年あまりである。

欧米には、二千年にわたる修道院医療の伝統があり、精神共同体の側面が強いカトリック教会が、患者の霊肉を癒やし、グリーフケア（遺族の悲嘆のケア）に当たってきたが、その伝統は、現在の病院でも、チャプレンの活躍というかたちで連綿と受け継がれている。

文化と宗教が、欧米とはまるで異なる日本で、三十年前に緩和ケア活動が緒についたが、医療面は別として、スピリチュアルケアについては、医療者たちの手探り状態が続いていた。

終末期医療の現場、特に緩和ケア病棟（ホスピス）、在宅看取りの現場では、スピリチュアルペインに打ちひしがれて、苦悩して絶望する終末期患者と家族。そして、それらの患者と家族を目の前にして、なすすべもなく茫然自失、立ち尽くす医療者。そのような構図が、臨床の現場でよく見受けられるようになったが、そんな中で、関西学院大学神学部教授（当時）の窪寺俊之が、『スピリチュアルケア入門』（三輪書店、二〇〇〇年）を上梓した。

三輪書店の担当編集者によると、その当時、「スピリチュアルケア」という言葉を知っている人、使っている人は、ごくごく少数派で、窪寺氏の持ち込み原稿出版の決断が、なかなかつかなかったそうだが、いったん刊行されると、その反響と売れ行きに出版社のほうが、逆にびっくり仰天したということである。

こうして、スピリチュアルケアが、旱天《かんてん》の慈雨のように終末期医療の現場に急速に普及していったわけで、スピリチュアルケアの歴史は、十年あまりということになる。

スピリチュアルケアの一環として、傾聴ボランティアの活躍は、周知の事実であるし、一九七七年に創立された「日本死の臨床研究会」、一九九六年に設立された「日本緩和医療学会」の年次総会では、スピリチュアルケア研究についての熱い議論が、毎年、繰り広げられている。

さらに、二〇〇七年九月に設立された「日本スピリチュアルケア学会」では、スピリチュアリティの概念構築が学術的に模索され、「スピリチュアルケア・ワーカー」育成のための教育プログラムが稼働している。

日本語のカタカナの「スピリチュアリティ」の定義については、まだまだ議論の余地がたくさん残されており、言葉のみが先行して独り歩きして、数々の社会的な誤解、偏見を生み出していることは、とても残念なことである。

一方、死に瀕する危機的状況下で、真のスピリチュアルペインに苦悩して絶望に陥り、スピリチュアルケアを真摯に、そして切実に求める患者、家族、医療者が、大勢いることも、否定しえない事実だ。

終末期医療の現場こそが、スピリチュアリティ研究、スピリチュアルケア定着のブレークスルーの鍵になると考えられるが、いかんせん、医療者は、検査、診察、治療、投薬、身体的看護など、マニュアルがある時にはその強さを遺憾なく発揮するが、傾聴、精神的苦悩を聴くなど、マニュアルがなく、収益もなく、目に見える結果が出ないスピリチュアルケアが、とても苦手である。

医療者モードと、スピリチュアルケア・ワーカー・モード。手袋を裏返すように、立ち位置がまるで違う両モードの切り替えを行うことは、緩和ケア病棟（ホスピス）勤務の緩和ケア専従医療者、在宅療養中の患者にぴったりと寄り添う訪問看護師など一部の例外を除けば、一般的な医療者にとって、きわめて困難な作業と考えられる。

多職種連携医療チームによる全人的医療が、現代医療の正道であるが、医療者とスピリチュアルケア・ワーカーの兼任は、現実の医療現場では難しいので、医療者は、しかるべき訓練を受けた有資格者のチャプレン、僧侶をはじめとするスピリチュアルケア・ワーカーの人たちとの連携を推し進めていく必要があると考えられ、風通しの良いチーム医療体制の構築が、今後の課題となるであろう。

注

（1）厚生労働省人口動態統計、国立がんセンターがん対策情報センター推計等による。

（2）カール・ベッカー編著『愛する者の死とどう向き合うか——悲嘆の癒し』山本佳代子訳、晃洋書房、二〇〇九年、まえがき、i—ii頁。

（3）シャーリー・ドゥブレイ『シシリー・ソンダース——ホスピス運動の創始者』若林一美ほか訳、日本看護協会出版会、一九八九年。

(4) エリザベス・キューブラー・ロス『人生は廻る輪のように』上野圭一訳、角川書店、一九九八年。

(5) 窪寺俊之『スピリチュアルケア入門』三輪書店、二〇〇〇年、一三頁。

(6) 窪寺俊之、平林孝裕編著『続・スピリチュアルケアを語る』関西学院大学出版会、二〇〇九年、一六―一八頁。

(7) シシリー・ソンダース『死に向かって生きる――末期癌患者のケア・プログラム』武田文和訳、医学書院、一九九〇年、五九頁。

(8) 窪寺、平林『続・スピリチュアルケアを語る』、五〇―五一頁。

東日本大震災以後における日本のスピリチュアルな世界

正木　晃

一　スピリチュアリティとは?

宗教学者の島薗進氏は、『スピリチュアリティの興隆――新霊性文化とその周辺』(岩波書店、二〇〇七)で、スピリチュアリティの日本語訳に「霊性」もしくは「精神性」をあてた上で、こう述べている。

「スピリチュアリティ(霊性)とは、個々人が聖なるものを経験したり、聖なるものとの関わりを生きたりすること、また人間のそのような働きを指す。それはまた、個々人の生活においていのちの原動力と感じられたり、生きる力の源泉と感じられたりするような経験や能力を指している」[1]。

ここで強調されているのは、スピリチュアリティは個々人のいとなみに属するという点である。言い換えれば、集団とは無縁という認識である。

確かに、現代の日本では、島薗進氏が言う意味のスピリチュアリティが、ある一定の広がりを持っていると思われる。しかし、同時に、社会的に特筆されるほどの力を持っているかどうかとなると、私には疑問だ。

とりわけ、二〇一一年三月十一日に発生した東日本大震災以後の日本を見ていると、集団的なるものとまったく無縁なかたちで、「霊性」もしくは「精神性」と呼ばれる何かと深くかかわっているのは、まだまだ少数にとどまる気がしてならない。私自身は好きではないが、「絆」という言葉が異常とも言えるくらい頻繁に使われていた事実から考えても、日本人の多くは、集団的なるものとつながっていたいという願望をいだいているとしか思えない。

この論考では、東日本大震災後の時点における日本人の「霊性」もしくは「精神性」は、いまだ伝統宗教の枠組みからさほど自由ではないこと、また、その伝統宗教とほぼ同義と言っていい伝統仏教が、仏教本来のあり方とは、一部の仏教研究者からは「もはや仏教ではない」と批判されるくらい、大きく変容を遂げたものであることを述べてみたい。

(1) 頻出する幽霊

二〇一二年一月十八日、「産経新聞インターネット版」に『お化けや幽霊見える』——心の傷深い被災者　宗教界が相談室」という記事が掲載された。冒頭の部分を引用してみよう。

「『お化けや幽霊が見える』という感覚が、東日本大震災の被災者を悩ませている。震災で多くの死に直面した被災者にとって、幽霊の出現は『心の傷の表れ』(被災地の住職)という見方もある。だが、行政に対応できる部署はなく、親族にも相談しづらい。心の傷を癒やすよりどころになろうと、宗教界は教派を超えて取り組んでいる。」

以下、「浄土宗の寺院に、仙台市の仮設住宅に住む七〇代の夫婦が『仮設住宅に何かがいる。敷地で何かあったんじゃないかと思う』という相談があり、住職が供養したという話からはじまって、『水たまりに目玉がたくさん見えた』『海を人が歩いていた』…。被災者の〝目撃談〟は絶えない。遺体の見つかっていない家族が『見つけてくれ。埋葬してくれ』と枕元に現れたのを経験した人もいる……」と続く。

しかしながら、被災者がこうした相談を持ちかける機会はまれであり、(お化けは) 行政には対応できないし、親族や近所にも相談しにくい。支援にかかわる曹洞宗の寺院の住職は、「いる、いないは別にして見ているのは事実。みな、心の構えがないまま多くの人を亡くした。親族や仲間の死に納得できるまで、上を向けるようになるまで、宗教が辛抱強く相談に乗っていくしかない」と話したという。

この住職は二〇一一年九月、プロテスタントの牧師と一緒に仙台市内の仮設住宅の自治会長に招かれ、お化けの悩みに関して、「多くの人が亡くなり、幽霊を見るのは当然。怖がらないでください」と講演。参加者は納得したような表情を見せていたという。

この記事は、「家々の残骸を前に教派も教団もない。不条理な自然の前に安っぽい教理は通用しない」という同住職の言葉でしめくくられている。

また、二〇一一年七月二十九日の『朝日新聞』には、「鎮魂を歩く [20] ほら、聞こえる お父さんの声」というタイトルで、次のような記事が掲載された。

仙台市若林区の佐竹安勝さんは、毎日朝早くから海に出てアサリを捕ることを仕事にしていた。震災の前夜、食卓で安勝さんは出し抜けに妻のかほるさんに「『たまには夫婦で旅行でもすっぺ』と言った。かほるさんは何の気なしに『そうだね』とうなずいた」という。

震災で死者となった安勝さんは、しばしば家族の元にあらわれた。

通夜の晩、娘の弓子さんが車の中から外を眺めていると、寺の門の横に、ジャージー姿で帽子をかぶり、ポケットに両手を突っ込んだ安勝さんが、いつもの猫背姿で立っていた。驚いてよく見ると、姿は消えていた。「妻のかほるさんも『よく声が聞こえるんです』と言う」。

この話をかほるさんと弓子さんは涙をこぼしたり、笑みを浮かべたりしながら記者に語ったという。「『まだそのへんにいるような気がする』。かほるさんは、そう繰り返した。『きっと、見守ってくれてるんだよ』。……『ほら、また声がする』」と。

この記事に登場する安勝さんの幽霊、いまはもう安定した霊となって、家族を守護する役割を担っているようである。あとで触れるが、日本人の伝統的な霊魂観からすると、理想的な状態と言ってもいい。

宗教人類学者の佐々木宏幹氏によれば、こういう報告もある。[2]

釜石市の内陸部に住む人たちが、海岸部の親戚や知人の被災者のために、ボランティアに出かけ、一定の期間、援助活動をしたときのこと。帰宅後、心身に不調をきたし、寝込んでしまうケースが多い。過労だろうと、医学的な手当をしても、はかばかしくない。

そのうちに、「海岸部に行った人は、死者に取り憑《つ》かれたのだ」という話が広まった。昔からある用語を使えば、祟《たた》られたのである。

そして、以前から、そういう人は、市内にある日高寺《にっこうじ》という日蓮宗の寺の菊池住職のお祓《はら》いを受けるといい、という話があったので、みな出かけていき、お祓いをしてもらった。そうしたら、すぐに回復したという。

東日本大震災で甚大な被害を受けた気仙沼市では、次のような出来事もあった。津波で亡くなられた男性のお通夜をいとなんでいたときのことである。菩提寺の住職が祭壇の前に座って、さてこれからお経を唱えようとしていたやさき、次の間で、女性のわめく声がする。行ってみると、故人の娘さんが神懸かり状態になって、何ごとかを大声でしゃべっていた。親族の一人は「父親が彼女にのりうつってしゃべっている。声が父親にそっくりだ」と告げたそうだ。

住職は彼女の前で、不動明王の真言を唱え、数珠を彼女の頭に置いて、鎮まるように念じた。すると、彼女は平静な状態に戻り、そのあとお通夜はつつがなく終了したという。

この事例では、亡くなった父親の霊魂が娘さんに、学術用語で言うなら、憑依《ひょうい》したのである。常識では信じがたく、また仏教の原則からも説明しがたい。しかし、現に起こったのである。

幽霊がしきりにあらわれる。祟られることもある。憑依が起こる。お祓い（祈祷）が効く。真言が効く……。この種の現象は、文字どおり、想定外と言うしかない。

ここで重要なことは、「産経新聞インターネット版」の記事に見られるように、幽霊が「いる、いないは別にして見ているのは事実」という点である。しかも、こういう事態に対応しているのが、伝統宗教の枠組みの中にいる人々だという点である。少なくとも、そこには、スピリチュアリティの定義にあるような「個々人」が出る幕はまずない。

(2) お迎え

ただし、伝統宗教、とりわけ伝統仏教がこの種の事態にわりあいうまく対応できているからといって、対応できている領域が、インドで二四〇〇年ほど前に誕生した仏教本来のあり方が、この種の事態に有利に働いているわけではない。結論から先に言ってしまえば、仏教本来のあり方はほとんど役に立たず、むしろ極端に日本化した仏教のあり方が、一部の仏教学者からは「それはもはや仏教ではない」とすら批判されがちなあり方こそが、この種の事態にはすこぶる有効なのである。

その例証を、「お迎え」に検証してみよう。

私たちは人の死に際して、死の直前に「お迎え」があったという話を、ときおり耳にする。その多くは、亡くなった親や親族、友人が訪れる、あるいは特別な風景を見るというパターンらしい。やや硬い表現を許していただくなら、終末期にある人のもとに、死後世界に属しているはずの存在から、何らかの接触があったという話である。ただし、「お迎え」はそう頻繁に起こるものではなく、むしろごくごくまれなことと考えられてきた。死の専門家にほかならない僧侶にこの件を尋ねても、檀家の方々が「お迎え」を体験したと答えてくれる事例は、稀少例にすぎなかった。

ところが近年、「お迎え」が実はかなり高い頻度で起こっている事実が明らかになった。しかも、きちんとした学術研究の分野から、それが指摘されたのである。結論から先に言ってしまえば、「お迎え」は四五・六％もの頻度で起こっていた。つまり、死を前にした人々の半数近くが、何らかの「お迎え」を体験していたのである。この数字は、私たちの常識的な感覚からすれば、驚異と言うしかない。

ちなみに、この研究は二〇〇七年に実施されたアンケートがもとになっているので、その後に起こった東日本大震災の影響は受けていない。

二　在宅ホスピス遺族アンケートから見えるもの

この論文は、東京大学大学院人文社会系研究科「グローバルCOE「死生学の展開と組織化」の課題と目標」から、二〇〇八年三月に発行された『死生学研究』第九号に掲載された。タイトルは「現代の看取りにおける〈お迎え〉体験の語り――在宅ホスピス遺族アンケートから」。執筆者は諸岡了介（東北大学文学研究科専門研究員）・相澤出（爽秋会岡部医院研究員）・田代志門（日本学術振興会特別研究員）・岡部健（爽秋会岡部医院理事長）の各氏である（所属などは当時）。

論文は、二〇〇七年に、在宅緩和ケア（在宅ホスピス）を利用し、在宅で終末期患者の看取りを行った遺族を対象に実施された大規模なアンケートが基本になっている。このように、故人と遺族との関係に焦点を当てながら、在宅における看取りの実際を探った例は、著者たちが述べるとおり、すこぶる稀少な研究にほかならない。

そもそも、この研究の発端は、一九九七年に岡部健氏が、宮城県名取市植松に、在宅緩和ケアを専門とする診療所を開業した時点から始まったと言っていい。氏は、多くの在宅死患者が「お迎え」体験をしている事実を臨床経験の中で観察し、こうした体験を持った患者がほとんど例外なく穏やかな最期を迎える印象を持ったことから、厳密に実証的な調査研究を行う必要を感じ、二〇〇二年に最初の調査を実施。さらに二〇〇七年により大規模で本格的な調査を行ったと述べている。

アンケートは二〇〇三年一月一日から二〇〇七年一月三十一日の間に、宮城県の各協力医診療所の緩和ケアを利用し、在宅で看取りを行った遺族を対象とした悉皆《しっかい》調査である。二〇〇七年六月に六八二票の調査票を郵送し、三六六票を回収した。

アンケートの回答は、看取りの際に介護を担当し、故人（患者）の在宅療養生活を最もよく知る成人に依頼。回答者の七三・六％が女性で、五〇・〇％が配偶者であった。

看取られた故人の五九・二％が男性で、平均年齢は七四・二歳。このうち、がん患者が八七・八％、非がん患者が一二・二％だった。

質問項目は、故人の宗教性などのほかに、看取りの際の経験について、「あるとき、患者さま本人が、自分の最期が近いことを悟ったようだった」という質問と、「患者さまが、他人には見えない人の存在や風景について語った。あるいは、見えている、聞こえている、感じているようだった」という質問を設け、それぞれ有り・無し・不明の選択肢を用意した。この二つの質問はさらに、最初に気づいた人・時期・場所と、故人の様子と回答者自身の受けとめ方について尋ね、「見えない人の存在や風景」については、見えた（あるいは、聞こえた、感じた）と語った内容についても答えてもらった。

（1）仏はお迎えに来ない

上記の「患者さまが、他人には見えない人の存在や風景について語った。あるいは、見えている、聞こえている、

表1

（1）見えた、聞こえた、感じたらしいもの

すでに亡くなった家族知り合い	52.9	そのほかの人物	34.2
お花畑	7.7		
仏	5.2		
川	3.9		
神	0.6		
トンネル	0.6		
その他	31.0		

（2）見えたらしい人物

	死者	生者
父	21	0
母	28	1
夫・妻	13	0
兄弟姉妹	19	3
息子・娘	5	3
その他の親戚	14	4
友人・知人	16	15
それ以外	2	22
無回答	10	4

感じているようだった」という質問の回答は、有効パーセントにして、なんと四五・六％にも達した。

このうち、「見えた、聞こえた、感じたらしいもの」、また、「故人に見えたらしい人物」の内訳（％）は、表1のとおりである。

この結果は、まことに興味深い。なにより目立つのは、故人に見えたらしい人物の大半が、すでに亡くなった家族もしくは知り合いだったという点である。逆に、仏はきわめて少なかった。

この事実は、「お迎え」が仏教的な要素とは異なる領域とつながっていることを示唆している。現に、二〇〇二年の先行調査において、「お迎え」という語から連想される事柄を尋ねたところ、一一

四件中、仏にまつわる回答はわずか五件にとどまり、浄土信仰の本尊で、古来、お迎えに来ると語り続けられてきた阿弥陀如来にいたってはゼロ件だった。

この点に関して注目すべきは、前記の佐々木宏幹氏が常々提唱されている、日本人の「ほとけ」には三つあるという学説であろう。佐々木氏によれば、日本人の「ほとけ」には、以下の三つの意味が秘められている。

①仏教の如来
②死者・死霊
③成仏した先祖霊・遺骨

そして、本尊も「ほとけ（仏）」、先祖も「ほとけ（先祖霊）」であるなら、人々は教理としての「ほとけ（仏）」よりも身内としての「ほとけ（先祖霊）」に惹かれるのが自然であろうと述べている。[3]

実は、「現代の看取りにおける〈お迎え〉体験の語り――在宅ホスピス遺族アンケートから」でも、『「ほとけ」観念における『仏』と『霊』との重層化という佐々木宏幹の議論に通じる」との指摘が、註釈に見られる。

要するに、お迎えに来るのは、同じ「ほとけ」でも、仏教が説く「ほとけ（仏）」ではなく、すでに亡くなった近親者を中心とする「ほとけ（先祖霊）」なのである。

（2）遺骨＝仏

仏教本来のあり方とは明らかに異なる日本仏教のあり方は、霊魂をめぐる課題についても指摘できる。いつのころからか、霊魂については諸説あるにせよ、日本人の多くは、遺骨を霊魂の宿る場所、あるいは容器とみなし、伝統仏教もまたそれを容認してきたのである。

東日本大震災関連の記事でいえば、二〇一一年五月十五日十二時三分付けの「朝日新聞インターネット版」には、こういう記事が掲載された。


「震災から1カ月後の4月11日、津波に流された岩手県陸前高田市の自宅跡に立ち、トランペットを奏でる少女がいた。……岩手県立大船渡高3年の佐々木瑠璃さん(17)は、母宜子さん(43)と祖母隆子さん(75)、叔母、いとこを亡くした。祖父廣道さん(76)は今も不明。『私は元気。心配しないで』。自宅跡で海に向かい、泣きながら旋律に託した。……中略……

市嘱託職員の宜子さんは、避難所となっていた市民会館で被災者の世話をしようとした時、濁流にのまれた。『現実を受け入れられなくて』と瑠璃さん。空っぽの心で天井を見つめる夜が続いた。3月16日に宜子さんの財布、翌17日に遺体が見つかった。布団に潜ると涙が止まらなくなった。

29日に火葬が終わった。気持ちに区切りをつけるため、宜子さんが好きな『負けないで』を遺骨に聴かせようと思い立った。身を寄せる親戚宅から自転車で往復3時間かけ、学校へトランペットを取りに行った。久しぶりに吹いた音色は『初心者みたいにフラフラ』。これでは聴かせられないと、練習して迎えた4月11日だった。」


佐々木瑠璃さんが、母親の遺骨に聴かせようとトランペットを吹いたのは、遺骨に母親の霊魂が宿っていると信じたからであろう。

こんな話もある。石巻市にあるお寺で、歌手の南こうせつさんを招いて、慰霊コンサートを開催したときである。須弥檀《しゅみだん》の上に親子三人の遺骨を安置し、その前で、つまり遺骨を背にして、こうせつさんがヒット曲の「神田川」を歌い出した。ところが、突然、息が詰まって、歌えなくなってしまった。

そこで、こうせつさんは三人の遺骨に向き直り、あらためて深呼吸をし、息を整えてから、歌い直した。今度は、うまく歌えた。あとで、こうせつさんに尋ねると、「親子三人の霊の視線を強く感じ、かれらが語りかけてくれているように感じた」と答えている。(4)

この場合も、遺骨に霊魂が宿っているという思いが濃厚に感じられる。

また、宝塚市に気仙沼から避難された男性が、津波で亡くなられた奥さんと娘さんの遺骨をバックに忍ばせて、宝塚歌劇の観劇に参加。娘さんは宝塚歌劇の大ファンだったそうで、その男性は観劇中、遺骨を抱きしめ、涙が止まらなかったという話が、特定非営利活動法人『宝塚ＮＰＯセンター』通信に掲載されている。(5)

さらに踏み込んで、「遺骨＝仏」という考え方さえある。

二〇一一年六月五日の『毎日新聞』に、「仏さん、守っていく――行方不明だった一人娘の智也子さん（44）を捜していた釜石市箱崎町の漁師、佐々木菊松さん（75）と妻鈴子さん（69）」と題された記事が、お骨を骨箱に入れて、それを両親が持っている写真入りで掲載された。

注目したいのは、佐々木さんのご夫婦による次のコメントである。

「智也子は大槌町のスーパーの店長で、あの日も仕事中でした。避難所にいた2カ月半は、津波で流されたスーパーの跡地や遺体安置所に通うのが生活のすべてでした。身元不明の段階で対面したときは信じられなかったけれど、DNA鑑定の結果、やっと身元が判明して、ほっとしています。これから先のことはまだ何も考えられないけれども、仏さんをしっかり守っていきたいです。」

ここで佐々木さんのご夫婦が「仏さん」と言っているのは、実は娘の智也子の遺骨である。つまり、両親にとって、娘さんの遺骨は仏そのものなのだ。

これは、本来の仏教では、絶対にありえない話である。

遺骨に対する思いは、欧米とも大きく異なっている。その違いを、もののみごとに象徴する事実をご紹介しよう。それは、火葬したあとの遺骨の扱い方である。

欧米では、焼いた骨を遠心分離器にかけて、金歯などの異物を取り除いたあとに、粉々どころか、粉砕して、灰状にしてしまう。焼いた骨を、英語では **bone ash**、ドイツ語では **Knochenasche** というとおり、まさしく「骨の灰」なのだ。灰では、霊魂は宿りようがない。

しかし、日本ではまったく異なる。焼き上がると、係の人が、これはどこの骨、あれはどこの骨、と説明してくれ、骨壺に納めるときも、下半身から順番に納めていって、最後に頭蓋骨がいちばん上になるようにする。要するに、火葬したあとも、焼いた骨ができる限り生前の姿をとどめるように努めるのである。この事実も、日本人が霊魂の宿る場所、あるいは容器として、遺骨をいかに重視していたか、如実に物語っている。

三　霊魂をめぐる問題

明治維新までの日本仏教では、おおむね霊魂があるという立場をとっていた。ところが、近代化とともに、ヨーロッパから、科学的な方法論に基づく「仏教学」が導入されると、ブッダは永遠不滅の実体を決して認めなかったという点を論拠に、ブッダは霊魂の実在を否定したという学説が主流になる。現在でも、大学の仏教学部では大概、そう教えている。

しかし、日本人の心の中には、相変わらず霊魂はあるという思いが、まだまだ濃厚に残っている。その結果、葬儀の際に、霊魂はあるという一般人の思いと、いや霊魂はないという学説が、ぶつかり合って、会葬者は釈然としないまま、儀式だけが粛々と進行することになりがちだ。

お通夜では、昔から通夜説教といって、僧侶が必ず説教する習慣がある。しかし、最近は、霊魂についてへたに説教すると面倒な事態になるのを見越して、「触らぬ神に祟りなし」と言わんばかりに、決して触れようとしない僧侶も少なくない。

宗派によっても、霊魂に対する考え方は異なる。真言宗など密教系の宗派では、おおむね霊魂があるという立場である。祈祷が盛んな傾向にある日蓮宗も同じである。曹洞宗は、約半数くらいの僧侶が、霊魂はあるとみなしているという調査報告がある。それに比べ、浄土真宗は霊魂の存在について否定的だ。

全体の傾向としては、ご祈祷をよくする宗派は、霊魂の存在に対して肯定的。逆に、ご祈祷をしない宗派は、否定的である。また、霊魂の存在に肯定的な宗派は、葬儀に熱心に取り組む傾向があり、否定的な宗派は、葬儀にさほど熱心ではない。

さらに、葬儀に関しても、意味づけが異なる。霊魂の存在に肯定的な宗派は、葬儀はまず第一義的に死者のためとみなすのに対し、否定的な宗派は、あとに残された生者のためとみなしている。

(1) ブッダの霊魂観

では、肝心のブッダは霊魂について、どう考えていたのか。

すでに述べたとおり、仏教学の領域では近年まで、ブッダは霊魂の存在を認めていなかったという説が主流であった。ところが、最近、ブッダは霊魂の存在を必ずしも否定していないという説が台頭してきている。

確かに、最も成立が古い初期仏典(原始仏典)をひもといてみると、ブッダは、悟りを開かない限り、ヴィジュニャーナと呼ばれる何かが残ると考えていたようである。そして、このヴィジュニャーナは、かつては「霊魂のようなもの」と翻訳されていたが、最近ははっきり「たましい」と翻訳するようになってきた。つまり、悟ってしまえば、死後に何も残らないが、そうでなければ、やはり霊魂が残ると、ブッダは考えていた可能性が高い。

ブッダは霊魂の存在を認めていなかったという説は、「無我説」とか「非我説」と呼ばれるブッダの教えを有力な根拠としてきた。しかし、ブッダが説いた「無我説」も「非我説」も、何であれ、これが自分だとか、これが自分のものだとして、把握できるものは何もないという意味であって、霊魂がないという意味ではなかったことがわかってきている。

つまり、「無我説」や「非我説」は、霊魂の否定ではなく、我執をなくせという教えだったのである。それを、後世になって、論師と称される宗教哲学者たちが、ブッダの教えを矛盾なく論理的に説明するために、霊魂の否定にまで拡大解釈してしまったのが真相のようなのだ。

ブッダは霊魂の存在を認めなかったという学説は、近代合理主義に立脚するヨーロッパの仏教学にとって、まことに魅力的であった。ヨーロッパをモデルにひたすら近代化に邁進してきた近代日本にとっても、同じであった。

しかし、仏教を近代合理主義で把握することは、根本的に間違っている。霊魂にまつわる旧来の学説は、その典型例なのである。

(2) 霊魂と脳死

霊魂と脳死という課題設定は、多くの方にとって意外であろう。確かに、この両者はさまざまな意味で、対極にある。

霊魂は宗教上の用語である。その実在を否定する説も少なくない。科学的に証明できる対象でもない。それに対して、脳死はすこぶる現代的な医学用語である。科学的に厳密に定義できるとされている。

しかし、脳死をその原点まで遡って究明していくと、脳死は私たちが信じているほど厳密な定義ではないことに気づかされる。そもそも脳死という「概念」は、ある特定の目的を実現するために、新たに考案された可能性を否定できない。その目的とは、言うまでもない。臓器移植である。

言い換えれば、脳死という「概念」は、臓器移植という目的があって初めて登場してきた可能性が高い。つまり、たとえ身体がまだ生きていようと、脳が死んでいれば、その人は死んだことにしてしまう。死んだのだから、その「死体」から、別人の生命を救うために臓器を取り出すことは、正統な医学的行為とみなされる。生きた人から臓器を取り出せば殺人だが、死体ならかまわないという発想である。

ここで問題となるのは、脳死が本当に人の死か？という点である。脳死による臓器移植を推進する人々は、まさにそうだ！と主張する。ここには、「脳こそ人間のすべて」と言わんばかりの、極端な脳中心主義がある。

実際には、脳が死んでも、医学的に表現すれば、脳が機能停止しても、身体はまだ生きている。たとえ、心臓が止まっても、他の臓器はしばらくは生きている。細胞レベルで全身が死ぬには、それ相応の時間がかかる。このように、人は徐々に死んでいくというのが実際なのだ。

昔は、身体が徐々に死んでいく時間を尊重していた。全身の細胞が完全に死滅した時点をもって、人の死としてきた。

ところが、現代医学は、その時間を惜しむ。他の人の生命を救うために、せっかく利用できる臓器をみすみす腐敗させるわけにはいかない。一刻も早く、「死体」から臓器を取り出して、使おうと主張する。

そうなると、一刻も早く死の判定を下す必要が出てくる。そこで、脳死判定の出番となる。脳中心主義に基づいて、脳が機能停止した時点をもって人は死んだとみなし、臓器を取り出してもかまわないということになる。

(3) 死と霊魂

果たして、それでよいのか。この課題について、精神科医の浅野誠氏〈前千葉県精神科医療センター長、ペンネーム遠山高史〉は、「脳死は人の死にあらず〈続〉」という文章の中で、あえて「魂や霊」というものを俎上に載せて、こう述べている。少し長くなるが、非常に重要な内容なので、以下に引用したい。

「人の命というものは、たくさんの細胞の寄せ集め以上のものである。刻々と変化する環境の中で、その環境と絶えず交流しながら、全体の統一を保ち続けるような働きのことで、分解はできない。だからといって、死の認知が困難であることにはならない。ほんの半世紀前までは、死についての判定を、誰も悩む者はいなかったのだ。死とはきわめて自明のことであったのである。

確かに昔からの民間伝承には、魂が身体を出入りするような話があり、一度死んだ人間が生き返る物語も少なくない。だが、このことは死の概念が曖昧であったことを意味しない。

私はここで魂の存在を主張しているのではない。しかし、魂や霊のようなものに対し、人々が根強い信仰を有していることを無視すべきではないと言いたいのである。死は確かに、人間から明白に何かが失われているものとして認知されているのである。(6)」

浅野氏が指摘するとおり、かつて日本では、霊や魂の離脱をもって、人の死とみなすのが一般的だった。これは「霊呼ばい」とか「霊呼び」と称される習俗から、証明できる。

古い例では、平安時代の中期、藤原道長の娘で後冷泉《ごれいぜい》天皇の母でもあった嬉子《きし》が亡くなったとき、陰陽師の恒盛《つねもり》が嬉子の居所だった東対《ひがしのたい》の屋根に登り、ちょうど嬉子の遺体の上のところで、衣を持って名前を三度呼び、身体から出ていった霊魂を呼び戻そうと試みたという記録が、藤原実資《さねすけ》の日記『小右記《しょうゆうき》』に見える。

この種の習俗は、昔話では終わらない。つい最近まで続いていた。例えば愛媛県では近年まで、急死者が出た場合、生前その人とかかわりのあった男性が屋根の上に登り、急死者の名を呼ぶ習俗があった。このほか、山形県の庄内地方でも、急死者の魂を大声を上げて呼び戻すことが行われていた。

二〇一三年一月十六日にアルジェリアで起こった人質拘束事件で、テロリストに殺害された内藤文司郎《ぶんしろう》さんの遺体が日本に帰ってきたときも、遺体に向かってお母さんが「文《ぶん》、文、こっちだ。帰ってこい」と繰り返し叫び続けていたと報道された。

このように、沖縄地方を含め、日本全国に、類似する習俗が広く行き渡っていた。それどころか、現在でも日本の宗教に深く根付いている。

その一例が大本《おおもと》教に見られる。実は日本の宗教界において、最も果敢に脳死による臓器移植に反対してきたのは大本教である。その大本教では、「人の死は、これまで通り心臓、肺臓の完全な停止に加え、瞳孔散大をもって判断する三兆候死とし、各自に宿る精霊が、その時をもって肉体から離れる」と定義している。(7) この定義は、霊呼ばいに通底すると言っていい。

霊呼ばいにしろ、大本教の死の定義にしろ、そこに共通するのは、人の死を、心身を構成している部分部分からではなく、心身まるごとから把握しようという姿勢である。

浅野氏は、先ほど引用した箇所に先立って、以下のことも述べている。

「脳死の法案が一九九七年六月十七日に成立した。この法案は脳が十分機能を失っただけでは死とはしないが、臓器移植を目的とするときだけ、その状態にあれば死んでいるとするという内容である。状態は同じだが外的な理由で生死の判定が異なるということは、法律としてはありえても、このようなキメラ的（キメラとはライオンの頭、ヒツジの体、ヘビの尾といった接ぎ木のようなギリシャ神話上の怪獣）な内容は科学としてはありえない。科学の一部であると認知している医学が、むしろこの法案の成立を推し進めてきたとするならば、

医学が科学であることを放棄したのか、あるいはついに人間の死の判定は医学によってはできないとしたのか
いずれかであろう。(8)」

ここで指摘されていることも、本当に重要である。もし仮に、医学が科学ではないとすれば、その権威の大半は失墜するであろう。また、ついに人間の死の判定は医学によってはできないとすれば、同じくその権威の大半は失墜するであろう。どちらにしても、医学には人の死を正しく定義するに足る資格はないことになる。

さらに突き詰めれば、科学にも、果たして人の死を正しく定義するに足る資格が備わっているか否か、はなはだ怪しい。なぜならば、科学は、人体を部分部分に可能な限り分解してその性質を解析し、最後に集計することで、解答を得るという方法によって、成り立ってきたからだ。こういう姿勢は、霊魂の存在を前提とすることで、人の死を、心身まるごとから把握しようという姿勢とはまるで逆だ。

(4)『往生要集』と「二十五三昧会《にじゅうござんまいえ》」

死と霊魂をめぐる日本の古典といえば、恵心僧都《えしんそうず》源信(九四七~一〇一七)が書いた『往生要集』が筆頭であろう。この『往生要集』のテーマは、「極楽へ往生するには、どうしたらよいか」にある。そのために、膨大な仏教文献から、極楽往生に必要な事項を細大漏らさず、文字どおり網羅している。

その『往生要集』の巻中末にある「臨終行儀」、すなわち「看取りの方法」こそ、後世、続々と登場した臨終行儀の原型となったものである。

『往生要集』の「臨終行儀」には、おおむね以下の五項目が推奨されている。

①無常院という聖なる場をもうけ、病人を安置する。その余地がなければ、どこでも看取りは可能である。
②無常院には金箔に阿弥陀像を、西向きに安置する。
③仏像の左手に五色の幡をもたせる。
④病人の左手に、仏像から延ばした五色の幡をもたせる。
⑤看護する者は、香を焚き華を散らして、病人を荘厳する。また、屎尿や吐唾があれば、随時にとりのぞく。

『往生要集』の臨終行儀は、いわば理想の看取りにまつわる理論である。その理論を理論に終わらせず、実践するために、源信は志を同じくするメンバーを集めて、結社をつくった。それが「二十五三昧会」である。名の由来は、二つある。一つは二五人のメンバーから構成されていたから。もう一つは、輪廻転生の生死界が全部で二五あるとみなされていたからという。

この結社がつくられた直接の動機は、結社を構成するメンバーの中に、死に瀕する者があらわれた場合、看病と浄土への往生を速やかにすすめることにあった。

この目的を果たすために、源信は「横川首楞厳院《しゅりょうごんいん》二十五三昧起請」と「二十五三昧式」という文章をしたためた。起請文や式という言葉からわかるとおり、結社の構成員が守らなければならない規約集と方式集である。これら文書のおかげで、私たちは一〇〇〇年以上も前の看取りを、非常に詳しく知ることができる。

以下では、重要度の高い「横川首楞厳院二十五三昧起請」（二十五三昧起請と略称）を参照しながら、源信が指導した看取りの実態を考えていこう。といっても、全部を詳しく論じている紙幅はない。ここでは、霊魂観に焦点を合わせて、論じてみたい。

二十五三昧起請には、二つの大きなテーマがある。臨終行儀と埋葬儀礼だ。その証拠に、十二箇条あるうちの、ちょうど半数にあたる六箇条が病人の看護と死後の埋葬儀礼に割かれている。二十五三昧起請に臨終行儀が含まれていることに、何ら疑問の余地はない。もともと看取りの結社なのだから、当然の措置である。

しかし、埋葬儀礼が含まれている点は、説明が必要になる。このことを考える上で注目すべきは、『往生要集』の「臨終行儀」は、念仏者の死後について、黙して語らないという事実だ。

この事実に着目して、画期的な論説を発表した人物がいる。私の恩師でもある、宗教学者の山折哲雄氏である。山折氏はその著『日本人の霊魂観――鎮魂と禁欲の精神史』（河出書房新社、一九七六）において、源信がなぜ、埋葬儀礼を重視せざるをえなかったか、を子細に論じた。私のこの論考も、それに負うところが大きい。

二十五三昧起請には、結社のメンバーが死去した場合の処置が、すこぶる詳細に記されている。

景観の良いところを選んで、安養廟《あんにょうびょう》を建てる。次いで、そこに卒塔婆を建てて、メンバー一同の墓所とする。メンバーが死去したときは、三日以内にこの廟所に葬る。その際、必ず光明真言《こうみょうしんごん》土砂加持《どしゃかじ》を行う。光明真言土砂加とは、光明真言を唱えて加持した、すなわち聖化した土砂を、遺体の上に振りかけること意味する。

さらに注目すべきは、葬儀のときに、死者を浄土往生に導くための行為である。二十五三昧起請に源信が注記した文章には、こうしたためられている。原文は漢文なので、以下に書き下す。

「結衆は悉く集まって安養廟に行き、まさに念仏を修して亡者を導くべし。念仏が畢《おわ》りて後、五体を地に投じて、おのおの尊霊を唱え、引導して極楽に往生せしむ(9)」。

つまり、源信の浄土教にあって、極楽往生するのは、「尊霊」すなわち鎮魂儀礼を終え、現世で犯したもろもろの罪汚れを浄化された死者の霊魂だというのである。

そもそも『往生要集』は、いったい何が浄土へ往生するのか、明確には語っていない。堅い表現を許していただけば、往生の主体について言及していない。

それに対し、二十五三昧起請は、死者の霊魂こそが、浄土へ往生すると語る。これ以上はない明快な解答だ。ただし、死者の霊魂は、死後すぐに浄土へ往生できるわけではない。日本浄土教の祖と仰がれる源信の認識でも、浄土への往生には、生前の念仏だけでは不十分であり、死後に第三者による鎮魂という過程が不可欠だったのである。

四　東日本大震災と鎮魂

鎮魂とは、読んで字のごとく、霊魂を鎮める、つまり死者の霊魂を安定させる行為である。よく似た行為に供養や回向《えこう》（廻向）がある。しかし、鎮魂と、供養や回向は、似て非なるものだ。

まず、順番が異なる。鎮魂が先で、供養や回向はあとになる。逆はない。鎮魂がすむと、今度は供養や回向になる。

この順番の違いは大きな意味を持っている。なぜなら、鎮魂がすまなければ、供養も回向もできないからだ。追善供養とか追善回向という言葉があるように、供養や回向は、鎮魂があって初めて成り立つ、いわば二次的な行為なのである。言い換えれば、鎮魂が持つ意味は、供養や回向の比ではない。

まったくと言っていいくらい報道されなかったが、東日本大震災では、この鎮魂に多くの宗教者たちが多大の精力を費やした。しかし、例外なく、悪戦苦闘したようである。なにしろ、東日本大震災の死者たちは非業の死を遂げた人たちばかりである。自分の死を納得していない。なかには、自分が死んだことを知らない死者もいるようであった。

こう言うと、何を冗談を！と思う方もあるだろうが、死者儀礼の第一歩は、その人に、あなたは確かに死んでいると、ちゃんと教えてあげることというのが、古今東西、宗教界の金科玉条である。日本の例を挙げれば、臨終の際の正しい行動を示す「臨終行儀」にも、チベットの例を挙げれば、有名な『死者の書』にも、そう書いてある。

ともかく、非業の死を遂げて、マイナスの底に沈んでいる死者の霊魂を、とりあえずプラスマイナス・ゼロの水面まで浮上させるには、とんでもない力量が必要とされる。この行為こそ、鎮魂なのだ。

いったん、プラスマイナス・ゼロの水面まで浮上させることができれば、あとはそう難しくはない。供養なり回向なりをして、仏教の用語を使えば、成仏させることができる。しかし、鎮魂はなまやさしいことではない。大袈裟ではなく、命懸けの行為なのである。

東日本大震災から半年ほどたったころ、知人の僧侶が被災地に行って鎮魂し、帰ってきた。会ってみると、ふだんの強壮ぶりはどこへやら、ひどく消耗していて、立っているのもやっとという状態である。聞けば、五五〇人の鎮魂をしたという。その結果が、今の状態だと彼は言った。

知人は伝統仏教界に属し、今もなお死者も出るくらい厳しい一〇〇日間の修行を、五回も満行した人物である。

仏教界の用語で言えば、卓越した「仏力」の持ち主であり、ご祈祷の専門家でもある。そういう知人にして、誰が見ても消耗の極みだったから、東日本大震災で亡くなられた方々の鎮魂が、いかに難しいことか、身に染みてわかった。

死者の霊魂は、こうして鎮魂され、供養され、回向されると、安定した状態の先祖霊あるいは神になる。これが日本人の伝統的な霊魂観であった。

典型的な例は、山形県の出羽《でわ》三山に見られる。この地方では、人が亡くなると、その方の霊魂は、身体から抜けて、森山《もりやま》に行く。そこで霊魂がある程度まで浄化されると、今度は金峯山《きんぼうざん》に行く。さらに浄化をされると、月山《がっさん》に行く。海抜でいうと、一二一メートル→四七一メートル→一九八四メートルというぐあいに、だんだん高い山に昇っていくのである。これを「森の供養」と言う。

月山にまで昇ってくると、霊魂は相当に浄められている。かくして死後五〇年くらいすると、完全に浄められ、今度は子孫が耕している田に降りてきて、「田の神」になる。つまり、完全に浄められて、「先祖霊」から「神様」に昇格するわけである。さらに、状況によっては、血のつながった女性のお腹の中にもう一度再生するとみなされてきた。ここでは、仏教と、仏教以前からその土地の人たちが保ってきた死生観や自然観が、まさに一体化している。

東日本大震災の被災地で、このところ起こっている鎮魂と供養、回向も、この「森の供養」のかたちを、いわば最終的な目標として進行していると思われる。

五　スピリチュアリティの現在

以上、東日本大震災後の時点における日本人の「霊性」もしくは「精神性」について、私が思うところを述べてきた。言及した範囲が東日本大震災の被災地に限定されたことで、東京を典型とする都市部の様相には触れていない。そのため、論究に偏りが生じていることは、否めない。

しかし、東日本大震災をきっかけに、少なくとも被災地では伝統宗教の力が見直されている事実、霊魂の実在を求めようとする傾向がむしろ強まってきている事実は、日本人の「霊性」もしくは「精神性」について考えるときに、無視できない。

もっとも、このような傾向が、一過性なのか、それとも継続するのか。個々人の霊性／精神性という意味におけるスピリチュアリティが、今後、どのように展開するのか。私には、即断できないでいる。

注

（1）『スピリチュアリティの興隆——新霊性文化とその周辺』岩波書店、二〇〇七年、「はじめに」、v頁。

（2）佐々木宏幹『生活仏教の民俗誌——誰が死者を鎮め、生者を安心させるのか』春秋社、二〇一二年、二二七—二二八頁。

（3）佐々木宏幹『仏力——生活仏教のダイナミズム』春秋社、二〇〇四年、三九頁。

（4）佐々木前掲『生活仏教の民俗誌』、二二七—二二八頁。

（5）「東日本大震災支援事業「お茶っこカフェ」」、特定非営利活動法人『宝塚ＮＰＯセンター』通信No.69、二〇一一年一二月、三頁。

（6）遠山高史「脳死は人の死にあらず〈続〉」『素朴に生きる人が残る』、主婦の友社、二〇〇二年、六一―六二頁。

（7）大本教教団声明。「15歳未満の脳死臓器移植」に反対する声明（平成二三年四月一四日）。〈http://www.oomoto.or.jp/Japanese/katsudo/statement/pg1001.html〉（2013/6/17）

（8）遠山高史、前掲書、六〇頁。

（9）「横川首楞厳院二十五三昧起請」神居文彰・田宮仁・長谷川匡俊・藤腹明子『臨終行儀――日本的ターミナルケアの原点』北辰堂、一九九三年、一二〇頁。

キリスト教のスピリチュアリティ

――超越、他者、タブーをめぐって

松本　周

一　はじめに

本稿はキリスト教と「スピリチュアリティ」との関係を考えようとするものである。昨今「スピリチュアリティ」の語は、日本社会でさまざまに用いられ、その意味内容は使用者ごとに異なっていて、統一的な理解を得ることは困難である。けれども論を進めるにあたり、何らかの定義は必要となるので、ここでは人間を「霊・心（理性）・身体」の三分法で把捉するキリスト教伝統を踏まえ[1]、スピリチュアリティを「人間の理性・論理を超えているが、存在を否定しえない実在的性質」と理解する、いわば暫定的な定義を提出しておきたい。

スピリチュアリティについてキリスト教史上には、三位一体論および聖霊論についての議論、また霊性史における実践と思惟に関する膨大な積み重ねがある。また神の霊・聖霊（Spirit）と人間の霊・人間精神（spirit）すなわち大文字のスピリットと小文字のスピリットの関係理解についても、キリスト教の出発当初から議論されてきた。しかしながらここでは直接それらの議論に踏み込むことはせず、「スピリチュアルケアの実現に向けて」[2]キリスト教はどのような貢献をなすことができるか、という視点から論ずることとしたい。なおその際には、表題で提示した「超越」「他者」「タブー」の三つのキーワードにより、理解の深化を図ることとしたい。

二　根本的な問い

スピリチュアルケアを実現するという際、そこではスピリチュアリティを制度に位置づける作業が試みられることになる。その場合に一つの問いが生ずる。それは、「理性・論理を超えた」スピリチュアリティを、人間の理性作業によって構築したシステム内に位置づけることは、はたして可能なのだろうかという問いである。スピリチュアリティ固有の性質は、制度化になじまないものではないか。そう考えると、スピリチュアリティの制度化という表現が、すでに矛盾しているとも言える。例えば、田中小実昌の作品の中には次のような文章がある。「ポロポロを受ける、と言う。しかし、受けるだけで、持っちゃいけない。いけないというより、ポロポロは持てないのだ。持ったとたん、ポロポロは死に、ポロポロでなくなってしまう[3]」。ここで「ポロポロ」と語られているのは、「異言《いげん》」と呼ばれることもあるキリスト教の霊的現象である。そしてこの引用文には、スピリチュアリティが客観化や固定化を拒否するとの認識が含まれている。

スピリチュアルケアの制度化を目指すにあたって、この指摘は真剣に受けとめられる必要がある。このことは決して一文学作品の記述にとどまる事柄ではない。病院チャプレンへのインタビュー調査においては「自ら患者の状態をアセスメントし、意図的に変化を作り出すということは重要視されない。変化志向、目的志向に対する批判が全てのチャプレンから聞かれる[4]」と報告されている。スピリチュアルケアの現場においても、スピリチュアリティを客観的に評価したり、ましてや人間の意図に沿ってコントロールしたりすることが否定されている事実が見て取れる。

「スピリチュアリティを制度内に位置づけられるか」は、キリスト教の観点からスピリチュアリティを考える場合に、重大な問いとなるのである。

三　スピリチュアリティの発現とキリスト教的特徴

スピリチュアリティについて、窪寺俊之は次のように説明する。

「スピリチュアリティとは、人生の危機に直面して生きる拠り所が揺れ動き、あるいは見失われてしまったとき、その危機状況で生きる力や、希望を見つけ出そうとして、自分の外の大きなものに新たな拠り所を求める機能のことであり、また危機の中で失われた生きる意味や目的を自己の内面に新たに見つけ出そうとする機能のことである……このような心的機能がスピリチュアリティで、これは生得的なものですが、危機に瀕した時に覚醒し、力を発揮します。(5)」

このようにスピリチュアリティは人生の危機的状況において覚醒し、発現する。

ここでは、死という人生最大の危機を見据えた一クリスチャンの言葉を通して、スピリチュアリティの発現とキリスト教的特徴をとらえてみたい。

「これから先、痛みや苦しみで、私はイエス様を見失ってしまうかもしれない。けれども大丈夫。イエス様は私を見失わないでいてくれるから。」

これはがんの告知を受け、この先に病状の進行による痛みや、投薬の副作用による苦痛を予感した、キリスト教信仰者から発せられた言葉である。ここでのスピリチュアリティの発現は、次のようにとらえ直すことができる。そこでは痛みや苦しみによる自己の精神的崩壊を超えて、超越的存在による支えとしての救済が覚知されている。これは理性的判断や論理的認識によるものでなく、本人の信仰的確信からくる認識としてスピリチュアルなものである。またこの発言が一個人の思想にとどまらず、キリスト教信仰の反映であることは、次の聖書章句との共鳴から確認することができる。「ヤコブよ、あなたを創造された主は／イスラエルよ、あなたを造られた主は／今、こう言われる。恐れるな、わたしはあなたを贖う。あなたはわたしのもの。わたしはあなたの名を呼ぶ。水の中を通るときも、わたしはあなたと共にいる。大河の中を通っても、あなたは押し流されない。火の中を歩いても、焼かれず／炎はあなたに燃えつかない[6]」。ここでは、人間の存在が危機に瀕する場面で「神に名を呼ばれる」こと、神に覚えられていることこそが救済にほかならないとの信仰が表現されている。

そして救済の主体が神であることに、スピリチュアリティのキリスト教的特徴を見いだすことができる。それは、私（人間）の側がイエス様（神）を喪失しても、神は人間を喪失しないとの理解である。窪寺による先ほどのスピリチュアリティの説明では、「自分の外の大きなものに新たな拠り所を求める機能」と「自己の内面に新たに見つけ出そうとする機能」との二つが挙げられていた。それを参照するならば、キリスト教のスピリチュアリティは明確に、人間内在的ではなく、人間の外の絶対他者である超越存在に根拠を求めている。この点が、キリスト教的スピリチュアリティの特徴である。このことは、ローマ・カトリック教会の公式な組織がまとめた文書においても、キリスト教のスピリチュアリティの性格として「真の意味での霊性とは、「わたしたち」が神を探究することではなく、「神が」わたしたちを探究すること」(7)と述べられているとおりである。この点が、スピリチュアリティを人間内在的に理解する諸思想と根本的に相違した、キリスト教的スピリチュアリティの特徴である。

四　キリスト教的スピリチュアリティの内実と機能

本節では、キリスト教的スピリチュアリティの内実を確認しつつ、「超越」「他者」「タブー」に関連して、キリスト教のスピリチュアリティがスピリチュアルケアに寄与する方策について検討することとしたい。

(1) 超越は到来する――スピリチュアリティの形

先立って、人間の外すなわち超越神に根拠があるという、キリスト教的スピリチュアリティの特質を確認した。そしてキリスト教の使信において、超越的スピリチュアリティは人間と隔絶しているのではなく、人間のもとに到来すると語られる。『聖書』では、イエスの誕生について次のように物語られている。「「見よ、おとめが身ごもって男の子を産む。その名はインマヌエルと呼ばれる。」この名は、「神は我々と共におられる」という意味である」(8)。これは、真の神が真の人となり、イエス・キリストとして人間の中に到来した、とのキリスト教信仰の核心を表現している。したがってキリスト教におけるスピリチュアリティを考えることは、とりもなおさずイエス・キリストとの出会い、結びつきがどのようにして生まれるかを考えることでもある。

この点で最も明瞭に、超越的存在とのかかわり（＝スピリチュアリティ）を表現し、しかも特定の形態（＝制度化！）を有しているのは、キリスト教会におけるサクラメントである。[9] 換言すれば、キリスト教のスピリチュアリティは教会での「洗礼」と「聖餐《せいさん》」に象徴され、最も明瞭に具現化されている。洗礼については、『聖書』で次のように意味づけられている。「わたしたちは洗礼によってキリストと共に葬られ、その死にあずかるものとなりました。それは、キリストが御父の栄光によって死者の中から復活させられたように、わたしたちも新しい命に生きるためなのです」。[10] この言葉が示すように、洗礼はキリストの死と生、いのちに結ばれることを意味する。また聖餐については、二〇一〇年公開の映画『エンディングノート』[11]の中で神父が「キリストが最後の晩餐で私たちに遺した形見」と語る言葉が参考となる。つまり聖餐を通して、キリストの形を見るという仕方で、霊的な現実として、キリストとのかかわりを体験するスピリチュアリティが形づくられるのである。

以上のように論じてくると、このスピリチュアルな世界はきわめてキリスト教の独特な世界観と独自な内容に取り囲まれており、信仰者共同体の内部でのみ通用し、完結しているように思われるかもしれない。しかしキリスト教のスピリチュアリティの独自性を明確に理解してこそ、キリスト教固有の仕方でスピリチュアルケアへの貢献可能性を考える道筋もまた開かれてくるのである。以下で、その点について論ずることとしたい。

（2）宗教的他者の問題――キリスト教は信仰者だけのものか？

キリスト教あるいはそのスピリチュアリティは、キリスト教信仰者以外に対しても影響や関係を持つものであろ

表1 「寛容」についての日本的イメージ

キリスト教	無宗教的なスピリチュアリティ
・一神教的性格ゆえに自宗教の独自性、イエス・キリストへの信仰を固持する。 → したがって排他的 〈筆者の問い〉 この性質から寛容は生まれないのか？	・諸宗教の資源を活かしつつも、特定宗派にこだわらず人間共通の精神性に依拠。 → どの宗教にも寛容 〈筆者の問い〉 真の意味で寛容と言えるのか？

うか。換言すれば、無宗教者を含む宗教的他者のスピリチュアルケアに対して、キリスト教のスピリチュアリティは貢献しうるのであろうか。この問題を考えるにあたって想起したいのは、近代市民社会の成立に対するキリスト教、とりわけプロテスタント・キリスト教の関与である。[12] ここでは現代社会における宗教的他者への「寛容」について考えたい。

宗教と寛容の関係について、またキリスト教の宗教的他者に対する態度について、日本では誤解に基づいた見解が広まっていることを指摘しておきたい。それは「一神教であるキリスト教は、他宗教に対して非寛容で排他的である」との認識である。そしてキリスト教を「非寛容」とする見方は、既成宗教にとらわれない「寛容」なスピリチュアリティと対照的なものとして考えられている。整理して示すと表1のようになる。

表1に示した理解は、日本ではある意味で一般化し、通説のように受容されている。けれども歴史的事実に照らして、そこには明白な誤解のあることが指摘されねばならない。その誤解とは、キリスト教の歴史とりわけ一六世紀の宗教改革から始まるプロテスタント・キリスト教の社会倫理思想の展開の中から「教会と国家の分離原則」が生まれ、そこから複数宗教が併存する社会が実現され、現代社会における宗教的寛容をもたらした、という歴史事実への正確な理解を欠いていることである。ときに「排他的」「非寛容」との非難が向けられるキリスト教から、実際は宗教的寛容を社会的に制度化する思想が誕生した。そこには自らの宗教に絶対的確信を持つがゆえに、他者の異なる宗教的

確信もまた保障されるべきであるとの、逆説を含んだ強固な寛容の論理が出現している。

上述のように宗教的確信に固く立つがゆえ、宗教的他者へ寛容であろうとするプロテスタント・キリスト教の立場からするならば、「無宗教的スピリチュアリティ」の立場による「寛容」は、真の意味の寛容とは理解しがたく、各宗教の個性喪失と変質、ひいては人間理性内への宗教の解消を意味するととらえられることになる。したがって、現代日本で無自覚に前提とされている宗教的寛容の理解は、キリスト教と市民社会形成の関係史を踏まえて、批判的に再検討されねばならない。またスピリチュアルケアの実現に向けて、キリスト教からの寄与を考えるならば、それはキリスト教のスピリチュアルな資源を「脱宗教化」あるいは「脱キリスト教化」した上で提供するのではなく[13]、キリスト教固有のスピリチュアリティを明確にし、さらに社会への貢献可能性を探るものとなるべきである。

以上を受けて次項では、日本に広くスピリチュアルケアを普及する上でのタブーの存在とその解決に向けて、キリスト教の果たす役割を論ずる。

（3）タブー――スピリチュアルケア実践上の障壁

スピリチュアルケア実践に関する日本の状況は、小森英明によれば「〝スピリチュアルケア〟の導入に際して、〈顕〉の部分での総論賛成、〈冥〉の部分での各論反対」であると説明される。〈顕〉と〈冥〉について「〈顕〉とは、理想的な生の終局点としての〝死〟を目指す、反呪術性を伴った近・現代的な自我意識の拠り所とすれば、一方の〈冥〉は、言語化することすら憚《はばか》られ、心ある一部の人々に黙認され秘かに共有されている〝生命の永遠性〟とも措定されよう」と具体的内容が解説される。さらには「公的な組織・機関において、宗教がタブー視される日本では、この〈冥〉の部分があっさりと捨象される」[14]事態があると指摘されている。

前項までの議論と重ね合わせて小森の指摘を言い換えれば、次のようになる。日本においては公的空間における宗教の存在がタブー視される。そのため、スピリチュアルケア実践においても「宗教的」要素は切除され、近代的理性に反しない範囲で、死を受けとめるに必要な精神意識のみを宗教から受容する。そこで、日本でのスピリチュアルケア実践の障壁となっているこのタブーを認識し、さらにはタブー克服の道筋を示すことが課題となる。

日本社会においてスピリチュアルケアの実践を試みる際に、タブーの存在することが知られる。そのタブーの内実が何であるかは、ここまでの論述で明らかである。「公共空間に特定宗教を持ち込むべきでない」との感覚が、タブーの本性である。そしてこのタブーをあえて「感覚」と表現したのは、それが法的あるいは理論的根拠をもって主張されているものではなく、無自覚に前提されているだけの、その意味で「感覚」とでも表現するほかないものだからである。そしてこのタブー感覚を形づくっているのは、混乱した「政教分離」理解であり、そのことが日本社会の中で宗教の公共的な役割を正当に評価しないばかりか、宗教を排除することとさえ結果している。そこには「政教分離の呪縛」とでも呼ぶべき事態が出現しているのである。そして政教分離の理解をめぐるキリスト教神学での議論の伝統を踏まえるならば、タブーを打破することは可能であり、それこそがスピリチュアルケアの実現に向けてのキリスト教からの寄与となる。

政教分離についての議論が、アメリカ・ヨーロッパから開始され、展開された歴史的事情を踏まえるならば、それが社会すなわち公共空間における国家とキリスト教、ひいては政治と宗教のかかわり方を検討対象としていることは論をまたない。[15]そして公共空間における宗教の位置づけについて、類型化すれば〈フランス型〉と〈アメリカ型〉とに大別される。両者の特徴を比較して示すと表2のようになる。

表2　公共空間における宗教の位置づけ

フランス型	アメリカ型
主張 公共空間は非宗教化されるべきである。 特定宗教は持ち込まれるべきでない。 **主張の根拠** 封建的旧体制（アンシャンレジーム）とローマ・カトリック教会が結合していた歴史事情が背景にある。	**主張** 公共空間は諸宗教の自由併存である。 宗教は自由な活動が許される。 **主張の根拠** 政教分離は正確には「教会と国家の分離」すなわち国教禁止である。

表2で示したように、〈フランス型〉での「公共空間の非宗教化／特定宗教を持ち込まない」との主張は、日本におけるタブー感覚と相通じるものである。けれども、それが公共空間における宗教の位置づけについての唯一の答えでないことは留意されるべきである。そして特に、先立って確認してきたような日本の状況にあっては、この点が強く意識されるべきである。「公共空間を非宗教化」することは、市民革命へと至るフランスの歴史的状況にあっては重要な意味を持ちえたかもしれないが、それが直ちに現代日本の現実に同様に妥当すると考えるのは早計にすぎるからである。[16]むしろ日本でのスピリチュアルケア臨床現場の状況を考えるならば、特定の宗教的ケアを望んでも、公立病院等でそれを受ける可能性は閉ざされているのが実態である。宗教を究極的な拠り所とする当事者にとって、それほどの苦痛はないであろうし、またそれは個人の信条に対する、社会からの形を変えた抑圧ともなっているのである。

それに対して、〈アメリカ型〉として提示した「教会と国家の分離原則」は、国教設立を禁止し、特定宗教への公金支出を禁じている。すなわち国家が特定の宗教を優遇し、あるいは抑圧することを禁止している。それは公共空間での諸宗教の活動基盤を平等にするための措置である。[17]そして各宗教は社会の中で、各々の特性を存分に発揮しつつ社会的活動を営むことになる。日本におけるスピリチュアルケアの一層の普及と展開にあたっては、一度「宗教タブー」感覚を批判的に吟味し、その上で公共空間における宗教の位置づけを検討していくことが有益であろう。

五　むすび――スピリチュアルケアへのキリスト教の寄与

おわりに、全体の議論を振り返りながら、スピリチュアルケアへのキリスト教からの貢献可能性について、まとめておきたい。この点について本稿で示した内容は、二つに整理することができる。第一はキリスト教的スピリチュアリティの特性に由来する貢献の可能性であり、第二には公共空間と宗教の関係についての再考を促すことである。

第一の点については、キリスト教のスピリチュアリティが、自己の外に拠り所を持つことに重要な意味がある。キリスト教のスピリチュアリティは、永遠なる神に根拠があるゆえに、死を超える希望を提示することができる。人間内在的なスピリチュアリティ理解では、死が終局であることからは解放されえない。そこでは人間は死の意味を見いださなければならず、死を迎えるまでに人生の完成へと到達しなければならない。このことは視点を変えてとらえ直せば、死を目前にした人間は内在的スピリチュアリティによって人生の完成を実現し、死を受容するという課題を果たさねばならないということになる。それが困難な場合には、人間は死の意味づけを断念し、死はすべての人にとって不可避であるという諦念と共に最期のときを迎えることになる。

それに対し、キリスト教は「私はイエス様を見失ってしまうかもしれない。けれども大丈夫。イエス様は私を見失わないでいてくれる」との事態把握に至ることができる。つまりキリスト教のスピリチュアリティは、超越から到来する支えであるがゆえに、「死が終わりではない」ととらえ返すことができ、死の場面における自力完成からも解放されているのである。たとえ病苦や恐怖のために自我が崩壊するような局面を迎えたとしても、それにより平静に死を受容できなかったとしても、そのことはキリスト教信仰において最終的な問題とはならない。なぜなら自己が神に覚えられていることこそが救済だからである。そして死を前にして崩壊してしまう自己が平安の根拠ではなく、神に揺るぐことなく支えられているという事態認識がかえって、根源的な平安を自己に与えることとなる。したがって人生の危機を目前にした際、自己の精神的葛藤の結果として諦念によって死を受けとめるという精神のありようと、自己を超えた神に支えられることに根拠づけられて死から解放され、希望の中に死をとらえる精神態度とは、たとえその表面的な平静さにおいては相似しているように映ったとしても、根本的な精神構造においてはまったく相違している。以上のように、自己の外からのスピリチュアリティを提示することが、スピリチュアルケアへのキリスト教からの寄与の第一点である。

続いて、キリスト教がスピリチュアルケア実践へ成しうる第二の寄与は、公共空間と宗教との関係を新たに理解し直すことにある。政教分離の内実につき、キリスト教神学に基づき、歴史的にも正確に理解するならば、そこには「公共空間に特定宗教を持ち込むべきではない」という日本的タブー感覚を克服する可能性のあることがわかる。そして教会と国家の分離原則に立脚するキリスト教が主張するのは、公共空間での諸宗教の自由併存であり、その社会的成果を享受するのは単にキリスト教のみではなく、すべての宗教である。キリスト教は自らの社会倫理を通して、公共空間において諸宗教に立脚した各スピリチュアルケアが実践されることを支持するのである。

なお公共空間での宗教に基づくスピリチュアルケア実践の具体的形態としては、二つのモデルが考えられる。一つは「私立学校モデル」である。これは各々の建学精神に基づいて設立された私立学校が、一方で建学理念に基づく教育を実施しつつ、他方で教育の社会的機能を担っていることをモデルに考えるものである。スピリチュアルケアに並行移動して考えれば、各宗教（理念）団体立病院がその設立理念に沿ったスピリチュアルケアを実践しつつ、医療機関としての公共的責務を果たしていくというかたちである。この形態は、日本社会で現に実践されており、複数の病院において、それぞれの設置母体の宗教的信条と結びついたスピリチュアルケアの実践がなされている。付言すれば、日本におけるホスピスが先駆けとして、キリスト教系の二病院から開始されたこともまた、このモデルの実践例として考えられる。

日本社会ですでになされている宗教の社会貢献から、もう一つの型として提示できるのは「教誨師《きょうかいし》モデル」である。この働きは、公共空間において、宗教者が介在することがきわめて有益であると考えられているがゆえに存在する。そこでは牧師・神父・僧侶など諸宗教の教役者がかかわり、それぞれの宗教の特性を発揮しつつ社会的役割を果たしている。これをモデルケースとするならば、公立病院等での固有の宗教に基づくスピリチュアルケアの実践について、理論的に基礎づけることが可能となる。

日本社会の現実にあって「スピリチュアルケアの実現に向けて」の環境を整備していく作業は、本書の他の執筆者も異口同音に述べているようにいまだ道半ばであるが、本論稿がキリスト教からの寄与として、スピリチュアルケア実現への一助となれば[18]幸いである。

注

(1) 例えば『聖書』には次のようにある。「どうか、平和の神御自身が、あなたがたを全く聖なる者としてくださいますように。また、あなたがたの霊も魂も体も何一つ欠けたところのないものとして守り、わたしたちの主イエス・キリストの来られるとき、非のうちどころのないものとしてくださいますように」(テサロニケの信徒への手紙一 五章二三節、新共同訳)。以下、聖書引用はすべて新共同訳に拠る。

(2) 第一八回日本臨床死生学会大会(二〇一二年)の主題である。

(3) 田中小実昌『ポロポロ』河出書房新社、二〇〇四年、二七頁。

(4) 柴田実、深谷美枝『病院チャプレンによるスピリチュアルケア――宗教専門職の語りから学ぶ臨床実践』三輪書店、二〇一一年、九七―九八頁。

(5) 窪寺俊之『スピリチュアルケア入門』三輪書店、二〇〇〇年、一三―一四頁。

(6) 『聖書』イザヤ書四三章一―二節。

(7) 教皇庁文化評議会、教皇庁諸宗教対話評議会『ニューエイジについてのキリスト教的考察』カトリック中央協議会司教協議会秘書室研究企画訳、カトリック中央協議会、二〇〇七年、七三頁。

(8) 『聖書』マタイによる福音書一章二三節。

(9) 「聖礼典」、多くのプロテスタント・キリスト教会では「洗礼」と「聖餐」の二つである。

(10) 『聖書』ローマの信徒への手紙六章四節。

(11) 撮影・編集・監督:砂田麻美、DVD発売・販売元:バンダイビジュアル株式会社、二〇一一年。

(12) プロテスタンティズムと近代社会の関係については、マックス・ヴェーバーおよびエルンスト・トレルチによる古典的研究がある。

(13) このように述べることで、キリスト教由来の精神的資源が他宗教者や非宗教者に受容され、創造的活動を促す事実を否定するものではない。「ニーバーの祈り」がアルコホリック・アノニマスの運動で果たしている役割(葛西賢太『断酒が作り出す共同性』世界思想社、二〇〇七年参照)や人々の精神的支柱となっている事例、またマザー・テレサの実践への宗教的立場を超えた共感などは、この点で注目すべき事実である。

(14) 小森英明「スピリチュアリティの架橋可能性をめぐって」『第18回　日本臨床死生学会大会抄録集』日本臨床死生学会、二〇一二年、八五頁。

(15) なお「政教分離」という訳語自体が、概念の混乱をもたらしていることも指摘されねばならない。この点については、阿久戸光晴『近代デモクラシー思想の根源』聖学院ゼネラルサービス、一九九八年、特に一一〇―一一四頁参照。

(16) なおフランスの状況については、小泉洋一『政教分離と宗教的自由』法律文化社、一九九八年等を参照。

(17) このような「宗教」と「公共」との関係を整理して理解するにあたって、ロバート・N・ベラーほか『善い社会――道徳的エコロジーの制度論』中村圭志訳、みすず書房、二〇〇〇年、特に第六章「公共教会」の記述を参照することは有益である。

(18) スピリチュアルケアの今日的意義を考えるとき、東日本大震災で被災された方々、また救援活動において多大な痛みを負われた方々への支援を考えざるをえない。本書では他の執筆陣によって担当されたため、本稿で直接にこの点を論ずることはしなかったが、筆者の意識と実践は、東日本大震災支援活動におけるスピリチュアルケアに相当な比重がある。この主題については、機会をあらためて論ずることとしたい。なお、震災支援に関する筆者のキリスト教神学的立場については、拙稿「揺れ動く地に立ちて、なお十字架は輝けり――東日本大震災の只中にある教会」(『キリスト教と諸学』28巻、聖学院キリスト教センター、二〇一三年、一六九―一八三頁）参照。

第Ⅳ部

東日本大震災を受けとめて

シンポジウムⅣ

座長　平山正実（聖学院大学・同大学院教授、精神科医）
コーディネーター　竹渕香織（聖学院大学助教、臨床心理士）

二〇一一年三月十一日、午後二時四十六分――。

東日本大震災は、それ以前とそれ以後で私たちの人生、価値観、世界観などのすべてを一変させた。この大震災における悲嘆の全容はいまだ把握できておらず、ましてや精神的・スピリチュアルなケアについては、今なお模索しつつ個々の取り組みがなされている状況である。しかし、人はこれまで、災害や悲惨な出来事に直面することを通して、スピリチュアルケアの重要性と必要性を直感的に知っている。

そこでこのシンポジウムでは、東日本大震災の被災者で看護師の尾形妙子氏、十七年前の阪神淡路大震災の被災者で医師の尹玲花氏、悲嘆を語り継ぐ共同体についての研究者である左近豊氏に、それぞれの立場から「悲しみを受け止めること、そしてその後に続くもの」について語っていただく。その後のシンポジスト相互間でのコメント、さらにはフロアからの質疑応答も含め、参加者の思いと知恵を集め、この大震災において必要とされるスピリチュアルケアについての手がかりを見いだしたい。

東日本大震災の被災者、遺族として
——死を見つめて生きた日——

尾形　妙子

一　はじめに

今回の話の内容は、あくまで一被災者、一遺族が体験し自身が感じたことである。一概に「被災者」「遺族」といっても、今回の震災では誰一人として同じ状況ではなく、それぞれの感情が異なるのも当然のことと考える。

しかし、皆様に伝えておかなければならないことがある。それは、震災直後の衝撃から時間が過ぎ、「悲嘆の回復過程」を順調にたどっている者は誰一人としてなく、むしろ時間とともに複雑な悲嘆の経過をたどり、声も出せずに耐え苦しんでいる被災者、遺族が大勢いるという現実である。

今回の機会をいただき、私は、東日本大震災の地震発生直後より現在までの自身の心情と、その過程に関連したと思われる出来事やきっかけを思い起こしながらまとめ、伝えなければならないと思った。そのことは、被災者遺族の喪失の痛みや苦悩を被災地以外の人たちに語ることによって、少しでも共感していただき、後世に伝え続けることが遺された者としての使命であると考えたからである。

二　巨大津波の犠牲――喪失

東北は、まだまだ春にはほど遠い雪のちらつく寒い季節だった。

二〇一一年三月十一日金曜日午後二時四十六分の「東日本大震災」で一瞬にして私は今までの人生をすべて喪った。宮城県沖を震源としたマグニチュード九・〇の巨大地震は最大震度七を記録した。また、地震により引き起こされた巨大な津波により、特に東北地方から関東地方の太平洋沿岸は大きな被害を受け、死者・行方不明者は二万人近くにのぼった。

それは、世界を震撼させた自然災害であり、私にとっても生涯忘れることのできない悲痛な出来事となったのである。

夫（五二歳）、次女（二二歳）、長男（二〇歳）、愛犬、そして二十三年間の歴史を重ねた自宅をもすべて津波に奪われた……。それは一瞬の出来事で、誰も想像したことのない出来事だった。着の身着のままの姿で、たった一人遺されるなど誰が想像しただろうか。

今回の震災では、地震の被害で亡くなった方は非常に少なく、大半は津波被害やそれに伴う低体温症が原因だったと言われている。

二〇一二年三月十一日現在で死者一万五八五四名、行方不明者三一五五名、震災関連死（認定）一六一八名、震災関連自殺者五五名（主な理由：家庭問題、健康問題、経済・生活問題）の二万人以上の人が亡くなった。(1) この震災であらためて人間は、自然の驚異を思い知らされることになった。自然と共存する以上しかたないことだったのか……。

「想定外」、「未曾有」という言葉を繰り返し聴きながら、「誰のせいでもない」「運が悪かったのだ」「諦めるしかない」…と社会から言われているような気がしてならなかった。犠牲者の想いと遺族の想いはどこにもぶつけることができず、何もかも喪っても皆はただ黙り、我慢し、諦めるしかなかったのだ。

震災直後、自宅近くの運河には避難途中だったと思われるたくさんの車と一緒にご遺体が沈んでいた。誰もが何もできず、自衛隊が救出するまでには二週間以上の時間を要したと聞く。

夫、娘、息子もこの運河で見つかり、その顔はまるで目を覚ましそうなきれいな姿だった。その時、私はただ茫然自失の状態にあった。

三　時間の経過の中で

あれから一年八カ月の時間が過ぎた。

最近ふと考える時がある。私の心身は正常なのだろうか…と。日常生活ができ、仕事をして、友人と談笑することもできる。周りから見れば何ら以前と変わらないかもしれない。「元気になったね」、「がんばってね」、「生きていて良かったよね」。たくさんの励ましの言葉をかけていただき感謝をしている。以前は歩いていても、運転中も買い物中も、突然涙があふれ、自分で感情をコントロールすることができなかった。その時期に比べれば、精神的に落ち着いてきたのかもしれない。

しかし、自身としては、あの時から何も状況は変わっていないような気がしてならない。なぜなら、生きる意味や目的がわからず、昨日と同じ今日を積み重ねてきただけだからである。

今の被災地ではこのようなネガティブなことを口にする人は少ない。なぜなら、メディアが被災者や遺族のポジティブな姿勢や言葉をこぞって収集し、その報道を復興の象徴のように伝えている現状の中では、被災者の真の想いは封じざるをえないからである。

悲しみの回復に期限などないのに、ただ時間だけが過ぎていくことがあまりにも残酷に感じられる。これからも感じ続けなければならない「心の傷、痛み」はこのまま一生癒えることはないかもしれない、と恐怖さえ感じた。

(1) ストレス耐性の崩壊

ストレス耐性には「感知能力」、「回避能力」、「処理能力」、「転換能力」、「経験」、「容量」が影響すると言われている。

自分自身は常々ストレスには強いと自負していた。少々のことではへこたれず、ストレスに対する「処理能力」や「転換能力」も高いと自信を持っていた。

しかし、「経験」という意味では、今回の震災ではあまりにも多くのストレスが同時に発生し、その衝撃もいまだかつて経験したことのない大きな事象であった。究極のストレッサーが一気に被災者を襲ったことで、誰もが「心身のバランス」を崩し、被災者のストレスは一気に限界を超えたのである。

ストレスに強いと自負していた私ですら茫然自失となり、ストレス耐性ももろく崩れてしまった。

震災によるストレスやトラウマは、今までの一般的な「心のケア」だけでは解決できないさまざまな問題を同時にたくさんもたらしている。そして、その状況も千差万別である。また、一年八カ月の時間の経過とともに、震災直後よりむしろ複雑化し深刻な問題になっているのである。

しかし、相反して、時間の経過とともに世の中の関心や共感は薄れ、支援も少なくなっているのが現実である。時間とともに今までは潜在していた社会的課題が顕在化し、ますます被災者のストレスが大きくなっているのが現状である。時間が何かを解決してくれるわけではない。

(2) 感情の遮断

地震発生直後から津波情報を聞くまでは、私は病院勤務中で管理者である立場から、とっさに「不安」より任務に対する使命感を自己に強いて行動していた。自己を律する努力をするとともに、あえて感情の遮断をしていたと思われる。ストレスがあったにもかかわらず自覚していなかったのである。

しかし、津波情報を聞いた直後には急に胸が苦しく全身が熱くなり動悸がしはじめた。それと同時に家族の安否が気になり連絡を取ろうとしたが、取れずにいた時、初めて強い不安に襲われたのである。何かわからない大きなものに胸を圧迫され、押しつぶされそうな、身体が動かなくなるような感じがした。

その時点では動き続けているほうが楽で疲れも感じず、今思い起こすと、いつ食べて、いつ寝ていたかも記憶にはなかった。生理的欲求の低下や感情の遮断、知覚鈍磨などの反応は、明らかにストレスによるもので、自己の心身を守るために働いた自己防御反応だったと思われる。

震災当時、多くの被災者の精神力は極限であったにもかかわらず、誰かに助けを求められる状況ではなかった。

各々が必死に不安を押し殺し、自己が受けた心の深い傷に気づかないようにしていたのである。

しかし、後々になって複雑化した症状を引き起こしてしまったケースも実際にたくさん見てきた。

今回の震災では、このように多くの人たちが適切な時期にグリーフケアを受けることができずにただ現状に抑圧されて苦しんでいたのである。

(3) 時が止まる

検視官として現場に派遣されていた弟から知らせを受けたのは、震災発生から六日目だった。

「娘の志保が見つかった」。

そして、その二日後に夫と長男も見つかった。

張り詰めていた心の中の何かが〝プツン〟と切れ、ばらばらになったような気がした瞬間だった。

安置されていた体育館には数百の遺体が整然と並べられ、周囲からは悲鳴のような声が響きわたっていたことを覚えている。ただ、自分がその時どういう行動をとったのか、どういう反応を示したのか記憶にはない。

「悲しい」という感情はなく、現実の事として、その時点では理解できていなかったように思う。知覚や感情、思考、記憶、すべての機能が麻痺し停止し、自分が生きていることすら確信できず、身体が宙に浮いたように感じていた。

この時、私の魂もこの世になかったのかもしれない。この時から私の人生の時間は止まっているような気がする。

（4）否定と恐怖

自分の存在、生きる意味、この世にいることのすべてがわからなくなり、何をどうすればよいのか考えても答えは出てこなかった。

「こんな事が現実に起こるはずがない、夢なのだ…」と現実から逃避し、処理能力も失っていた。

自分を責めたり後悔したりとさまざまな感情が一気に押し寄せ、すべてのことから逃げ出したい一心だった。気づくと、「皆のもとへ逝きたい…」と強く願っていた時期でもあった。

今まであったものが突然何もかも無くなるという現実に恐怖を感じたのである。存在、形、景色、音、匂い、感触すべてが無くなったという事実と不条理感だけを残された私は、ただただ暗い空間だけを実感していた。

しかし、未来が見えない人生に失望しながらも、どこかで生きる意味を探し続けていたように思う。光を求めていたのだと思う。

（5）祈りと存在の証し

「ずっとそばにいたい」、「ずっと忘れたくない」、「忘れて欲しくない」、「つながっていたい」、そして、「家族のために何かしたい」という気持ちでいっぱいであった。

娘の志保は震災の年の二月に看護師と保健師の国家試験を受験しており、三月末に大学の先生から電話で合格の知らせを受けた。

その瞬間に志保のうれしそうな笑顔を感じ、二人で抱き合って喜び合えるような錯覚にとらわれ、心がちぎれそうに痛んだ。それと同時に、「どうしても免許証を届けてあげたい」、「皆と生きた証しがほしい」という一心で行動を起こした。

それは、その時の私の唯一の希望でもあったのだ。

結果的に国家免許証はいただけなかったが、当時の厚生労働省の細川律夫大臣の計らいにより特別な合格証書を発行していただけたのである。合格証書を医政局長より授与された時、人は「幻想」と言うかもしれないが、「きっとみんながそばにいて見守ってくれている、みんなの力なのだ…」と感じた。

そのころの私は、夢の中での家族の触れ合いや、感じる気配を生きる希望につなげていたのだと思う。

(6) 葬儀と人生の証し

震災後一〇〇日目でやっと葬儀ができた。溜めていた想いを出し、家族に向き合って感謝し、私たち家族がこの世に存在してこれからもずっとつながっている、という安心感を得ることができた。

たくさんの方に見送っていただき、夫も娘も息子も喜んでいるだろうと思えた。魂が安らいだ時間だった。

「葬儀」は亡くなった者の人生の終焉のためだけではなく、これからを生きる者のためにも大切な儀式であると感じた。「別れ」という意味だけではなく、違うかたちでの「出発」として、私にとってとても意義深い式だった。

今回の震災では、私のように葬儀ができた人ばかりではなく、いまだにご遺体が見つからず、あの時から少しも前進できずに苦しんでいる方も大勢いる。

しかし、どんな状況においても遺族たちは手を合わせることだけは忘れない。なぜなら、手を合わせることにより見えない者との時間が共有でき、悲しくても魂が安らぐからである。

私は毎週、お寺の納骨室にいる家族に会いに行くことを楽しみとしている。寂しさや悲しさは変わらないが、気持ちが落ち着くのである。その場での家族との時間の共有がとても大きな支えであり、心の拠り所になっている。

常々、お寺や教会にある独特で荘厳な空間の静けさと空気には、傷ついた魂を癒やす力があると感じている。

(7) 感情の揺れ

前向きに物事を考えられる時があり、また、突然何も手がつかなくなるほどの空しさや心の痛みを感じる時もあり、常に感情は不安定な状態にある。

「存在はなくなったけれどいつもそばにいる」、「幸せだった日々を反芻して生きていける」、「また、必ず会える」、「皆の分まで頑張って生きないと…」。このように思える時や、強い「孤独感」、「無力感」、「自責」に襲われ、起き上がれない時などがある。

メディアで、「記念日症候群」というまるで病気のような表現を耳にしたとき、少し違和感を持った。なぜなら、心の傷は一生消えることはなく、感情の揺れが繰り返されるのは当然であり、それに伴う反応は至極当然のことなのである。むしろ私は、家族との記念日をこれからも忘れることなく、家族を身近に感じられる日として大切にしていきたいと思っている。

その時々に感情を吐露しながら自らを癒やし、少しずつ前に向かうことができるのである。

四　これからの日々のために

（1）遺された意味

「復興」という言葉を聴いてずいぶん時間が過ぎたが、いまだ生活再建の目処すら立っていない多くの被災者は、身体的にも精神的にも、ずっと前から限界にきている。

しかし、周囲では着々と前進できる者とそうでない者との格差が徐々に広がり、弱者に無言の追い討ちをかけているのである。それは誰のせいでもないだけに、被災者にはやり場のない苦悩だけが残る。本来であれば時間の経過とともに傷は癒えるべきだが、この震災に限ってはまだまだそれにはほど遠い状況にある。

今回は、たまたま東北の沿岸部の災害であったが、今後自然災害はどこの地域においても起こりうることである。これからの災害には「想定外」・「未曾有」という言葉は使えないのである。

私は、遺された者として、被災者の喪失の痛みや苦悩を伝え続けなければならないと思っている。そして、これからも繰り返されるであろう自然災害において、声にならない声で救いを求めている人を見失うことのない災害対策システムが構築され、真の復興を願わずにはいられない。

このような苦悩を二度と誰にも経験してほしくはない。そのためには、この災害の事実を忘れてはならないと思う。

（2）生きる

「あなたがたを襲った試練で、人間として耐えられないようなものはなかったはずです。神は真実な方です。あなたがたを耐えられないような試練に遭わせることはなさらず、試練と共に、それに耐えられるよう、逃れる道をも備えていてくださいます。」（新共同訳聖書、コリントの信徒への手紙一　一〇章一三節）

このことから、「神は乗り越えられる試練しか与えない」というフレーズが使われていると聞いた。しかし、今の私には、この意味をまだ受け入れることができていない。

震災後に「ポストトラウマティック・グロース（posttraumatic growth: PTG）」（（心的）外傷後成長）という言葉を知った。平山正実先生も著書の中で以下のように言われている。

「死の体験は、必ずしもネガティブなものではなく、生に活力を与え、人格的成長を促すことすらあるということがわかってくる。人間だけが、死を想う（メメント・モリ）ことによって、はじめて生き生きと生きることができる。つまり、死という人間の限界をはっきりと知ることにより、人間は成長し、充実した生を生きることができるのである。[2]」

まさに、今私は常に死を想いながら生きている。

しかし、どのようにすればこの経験をもって「生き生きと生きることができる」のかを、導き出せないでいる。

(3) 真理

「苦難は忍耐を、忍耐は練達を、練達は希望を生む」(新共同訳聖書、ローマの信徒への手紙 五章三―四節)

この聖句は、娘が常々「真理」だと言っていた聖句である。今の私にほんの一筋の希望を与えてくれている。これからの人生を感謝して大切に生きたいと思う。

注

(1) 死者・行方不明者は警察庁、震災関連死は復興庁(二〇一二年三月三一日まとめ)、震災関連自殺者については内閣府(二〇一二年三月二三日)の発表による。

(2) 平山正実『はじまりの死生学――「ある」ことと「気づく」こと』春秋社、二〇〇五年、二四五頁。

阪神淡路大震災から一八年
――希望の中に生きるということ

尹　玲花

一　阪神淡路大震災の経験

（1）地震の日

一九九五年一月十七日午前五時四十六分、兵庫県南部を襲ったマグニチュード七・三の直下型地震、阪神淡路大震災。六四〇〇余名の犠牲者を出した大惨事となったが、その死因のほとんどは家屋の下敷き（圧死）や火災（焼死）であったという。

当時私は一五歳、高校受験を控えた中学校三年生だった。ドスンという突き上げるような揺れの後、長く大きな横揺れが続き、布団で寝ていた私の体が転がるほどだった。寝込みを襲った出来事がすぐにはのみ込めず、寝室から出て一階に下りてみると、玄関の戸が外れ、見たこともない外界の景色に通じていた。砂埃にかすむように見えたのは、玄関先になだれ込むように崩れたお向かいの家屋。私たち家族は手を取り合って、はだしのまま外に飛び出した。

私が三歳から暮らした家は、兵庫県神戸市長田区の菅原市場の商店街に隣接した、民家の密集する細い路地に面していた。築三〇年以上の木造家屋が立ち並ぶ中、比較的新しかったわが家は何とか原型をとどめてそこに建ってはいたが、二階から降りてくるときの平衡感覚を奪われるような記憶をたどってみると、相当傾いていたに違いない。周りに並ぶほとんどの家屋は二階建ての一階部分がへしゃげて、屋根が道になだれ落ち、軽自動車がやっと通れるほどだった路地は完全にふさがれていた。戦争やＳＦ映画で見るようなおぞましい光景に、薄手のパジャマにはだしで飛び出した寒さも忘れて、体の芯から込み上げてくる震えをどうすることもできなかった。近隣の家に住む人々も恐れを口にしながら屋外に出ている。倒壊した家屋の中に置き去りにされた家族を案じている人、どうすることもできずに諦めを口にしている人などさまざまであった。程なくして周囲は強烈なガスの臭いに包まれた。それに引き続いて、路地の裏手から火が上がり、頭上から火の粉が降ってくるようになった。その間の時間は地震が発生してから一〇分だったのか一時間だったのか、わからない。ふさがれた路地から脱出しなくてはと、大人たちは動き出した。倒壊した家屋からは「助けて！」「ここから出して！」と痛切な声が聞こえているがどうすることもできなかった。家屋をよじ登り、屋根を越えて大通りまで何とか出た。

震災当時、家でまだ休んでいたのは、私を含めて家族五人。父、祖母、二人の兄、そして私だった。母は営んでいた喫茶店の朝の開店準備のため、同じ長田区内にあった店に出ていたのだった。

大通りに出るとすぐ、父と二人の兄は母の様子を見てくると店の方へ向かった。私は足の悪い祖母の手を引いて、近くの小学校へ向かった。避難の途中、震えながら歩く私たちに見ず知らずの女性が毛布を掛けてくれた。ものすごく暖かくて、何度も何度もお礼を言った。

小学校の体育館は避難してきた近隣住民でごった返していた。私は祖母とはぐれないように必死で寄り添い、心細く父や兄たちを待った。体育館から外を見ると、私の自宅あった周辺は完全に炎に包まれていた。見たこともない大きな炎の中には、さっき助けを求めていた人たちがいるのかと思ったが、現実感がなかった。夕方になり、日も暮れようとしてきたころ兄が迎えに来た。「まだオカン見つかれへんのや」と、細い声で告げられた。そのとき私は、どこかの避難所で私たちのことを案じているであろう母の姿を思い描いた。

(2) 地震から三日後

私たち家族は神戸市内の親戚宅に身を寄せていた。安否のわからない母を探して、地震翌日の朝から父と兄らは店の方へ出向いた。最初は留守番を強いられていた私だったが、震災から三日後の朝、父と一緒に行くと言って一緒に車に乗り込んだ。市街地へ向かう道はひどく混んで、車はなかなか進まなかった。神戸市須磨区の親戚宅から長田区の店舗まで、普通なら二〇分もかからない道のりなのに、二時間以上の時間がかかった。不安で胸がつぶれそうではあったが、もう一度どこかの避難所で私たちを待っている母の姿を想像し、流行の歌を口ずさんだりして苦しい時間を過ごした。そして到着を目前に父が言った。「お母さん、アカンかったんや」。これまで悪い予感をどうにか打ち消して堪えていたのに、その瞬間に嗚咽《おえつ》があふれて、「私、お母さんに何もしてあげられてないのに!」と叫んだ。父は泣きながら抱きしめてくれた。

店の前に着くと、自衛隊が作業に取り掛かっていた。瓦礫の中からものの数分で担架に乗せられて母の亡骸《なきがら》が運び出されてきた。体に掛けられた布から足が出ていた。冷え性の母の足に履かれた厚手のソックスと、足の裏に貼られた使い捨てカイロが、その体が私の母であるという事実を強烈に突きつけた。苦しくて苦しくてその場に立っていられなかった。

遺体は臨時の遺体安置所になった近くの高校校舎に安置された。ほかに亡くなった知人もここに安置されたらしく、知った顔にも会った。神戸市内はライフラインや交通機関も麻痺して、死者が多く斎場も対処しきれないとのことで、葬儀は母の実家のある鳥取で行われることになった。

(3) 震災で失ったもの

あの日突然、最愛の母と、自宅をいっぺんに失った。

家族五人、小さなマンションの一室で文字どおり肩を寄せ合っての生活が始まった。電気以外の水道とガスは五月まで復旧しなかったので、水を汲みに行ったり、シャワーを借りに知人宅をめぐったり、生活することに追われて何がなんだかわからない日々だった。そんな中、通っていた公立中学校では制服や教科書、文房具が救援物資によってまかなわれ、少しずつだが授業も再開された。同じ学校の人でも、そのほとんどは家も家族も無事で、そんな級友と比較すると私は自分の置かれた境遇がみじめでならなかった。勉強も運動も学年で一番、明るく負けず嫌いな性格な私が、誰よりも不幸だなんて耐えられなかった。かわいそうな子と思われたくない、とやけくそに勉強して明るく振る舞っていた。県立の進学校を受験することになっていたので、とにかく机には向かっていたが、後にその時の担任は「なんと声をかけていいかわからなかった」と語った。

春になって志望校に入学。震災後初めて瓦礫が撤去された店の跡地に一人で訪れ、母に志望校合格を報告した。

店の隣に住んでいた知人女性が、代わりに「おめでとう」と声をかけてくれた。

狭い部屋で家族五人が暮らし、水道とガスのライフラインも整わない中、私たちのストレスは相当に高まった。些細なことで喧嘩が絶えなかった。悲しみのやり場もなく、それを口にすることもなかった。時々祖母が、思い出したように、「私が替わってやりたかった」と、亡くなった母のことを言ってはさめざめと泣いた。

二　震災後の学生生活

(1) 進路

進学校に入ったら、入学早々、進路について考えさせられた。進路相談では、憧れから有名大学の名前を出してはいたが、ピンと来ていなかった。進路を考えるとき、私は自分が経験した震災の経験を切り離して考えることはできなかった。私の住んでいた町内では家屋の倒壊と地震後に発生した火事で三〇〇名以上が犠牲になった。私はその人たちの助けを請う声を聞きながらどうすることもできなかった。一五歳の少女に何ができたであろうか、それでも無念の思いでいっぱいだった。母を亡くした悲しみも、たくさんの人の死を目の当たりにして命のはかなさを思い知ったことにも、何かの意味があったと思いたかった。だから、進路を考えるとき、自然に人の生き死ににかかわることを仕事にしたいと考え、単純ながら医師という発想に思い至った。それから、もう一つの理由があった。私は在日韓国人の三世で、今でこそこの日本で進路を考えるのにそれほどの不自由はなくなったが、私の両親の世代はそうではなかった。幼いころから、手に職をつけて、と聞かされて育っていたし、少々勉強もできた私に母は医学部進学を勧めてくれていた。それまでは医者になるという想像はまるでできなかったが、震災は十分すぎる動機となった。

「医学部に行きます」という決意を語っても、家族や担任はあまり本気には考えていなかった。私の頭は理系にはつくられていなかったので、国立の医学部に進学を考えているなんて無謀だと思われていたに違いない。私はみじめで悲しい自分に必要なのは「意味づけ」であり、それには医師になるしかない、と思い込みは強くなっていった。

(2) ポジティブに転換

高校二年生の時、カナダで「環太平洋災害会議」というシンポジウムが開催され、兵庫県からの代表として学生が発表する機会が与えられた。震災経験の生の声と将来の夢を語るという趣旨とのことで、私は生まれて初めての外国に行ってみたいという憧れと、震災経験を糧にポジティブに生きてやろうという思いで応募した。作文と、震災をテーマにした絵画と、英会話の面接による選考が行われた。兵庫県で四名の高校生が選ばれ、私もその一人に選ばれることができた。一週間のカナダでのホームステイと、国際会議でスピーチするというチャンスをものにすることができ、これは私にとって震災経験をポジティブに転じさせた初めての経験となった。

カナダでのホームステイ先は、ホストのお父さんが医師で、四人の息子がいる家庭。とても裕福なお宅で、バンクーバーの一等地に、地下にワインセラーを構えた豪邸だった。そんな非日常的な世界を垣間見ることができたことも驚きだったが、さらに衝撃を受けたことがあった。ホストファミリーの長男は私より一つ年上で、ちょうど大学進学を控えているという時だった。彼は大学生になったら奨学金とアルバイトですべてまかない、自活するのだと言っていた。そして、友人とシェアすることになっているというボロボロのアパートを見せてくれた。裕福な家庭に育った彼の自立心には本当に驚いた。また、大学生はもう大人なのだから彼の周りではそれが当たり前だというではないか。日本では親のすねをかじって大学生時代を謳歌するのが当然と考えていたので目から鱗だった。彼の考え方を、ある意味で当然のことだと納得できたし、とても格好いいと思った。

（3）父への感謝

医学部への進学を希望していたが、父はそれをはじめから賛成してくれていたわけではない。女は勉強などしなくてもいいんだと、時代に逆行する考えをかたくなに持っており、そのことで本当によく言い争った。予備校に行きたいと言っても、何日喧嘩して、やっとしぶしぶ授業料を出してくれる始末だった。また、足の不自由な祖母の世話と、家族を養うための家事は、女の私には当然大きな分担があった。夜遅く予備校から戻り、家族が食べた後の食器を洗いながら、「受験生なのに何でこんなこと！」と腹立たしく思ったことも度々だった。

こんな家族を置いて、地方に進学することはできないと思っていたので、現役では地元の国立大学医学部を受験したが失敗。私は父に頼み込んで、浪人をさせてもらった。浪人時代はつらく苦しいものだと思っていたが、実はそんなことはなく、自分の夢のために勉強だけしていればいいというとても自由な時間だった。今振り返っても、自分の将来の事だけを考えて勉強に打ち込める贅沢な時間だったと思う。このころになると、父は何も言わずに夕飯の用意も代わりに引き受けてくれるようになり、私の勉強を応援してくれていた。

一浪して地元で進学したかったが、その年のセンター試験のできばえではリチャレンジにとても不安があり、私はもっと合格の可能性のある地方大学を受験するかどうか迷っていた。そのときに兄が、「自分の人生なんだから、自分のことを一番に考えろ」と背中を押してくれた。地震後に神戸を離れることは一度も考えなかった私は、そうして四国・愛媛の大学を受験し、合格を手にすることができた。合格の第一報を父に伝えたときの反応は、今でも忘れられない。「え？ 医学部って本気だったの？ まさか進学すると思ってなかったから、入学に必要なお金も用意してなかったよ」と、とぼけた様子だった。もちろん冗談だったのだが。

（4）あしなが育英会

医学部に入学してすぐに、私は父に「これからは自活するから、仕送りはいらない」と宣言した。それはカナダのホストファミリーの彼に影響されてのことだ。塾講師、家庭教師などのアルバイトで生計を立て、奨学金のお世話にもなった。

私がお世話になった奨学金基金の一つ、あしなが育英会との出会いは、また一つの震災経験から得た宝物である。あしなが育英会は、保護者が亡くなった遺児たちの進学支援を行うと同時に、遺児たちを心の面でも支え、人材育成を行う団体である。奨学生たちには、年に一度開かれる「つどい」への参加、街頭募金やその他のボランティア活動が義務として課される。「つどい」ではさまざまな環境の遺児たちとともに過ごし、刺激し合って自助の心を育てるプログラムをこなす。多感な年齢の学生たちの出会いは、少なからずそれぞれの人生に大きな影響を与えていると思う。

台湾で大地震があったときは、全国で街頭募金を行って募ったお金を、台湾の震災遺児たちに届けるという大役を務めさせてもらった。被災地を訪れることはつらくないわけではなかったが、同じように親を亡くして傷ついた子どもたちに会って励ますことができたのは、自分にとっても大きな癒やしとなった感じがした。

また別の活動として、当時あしなが育英会が主催していた「国際的な遺児の連合」と題した活動プログラムに学生スタッフとして参加させていただいた。このつどいに招かれた外国人の子どもたちのグループリーダーとして配属された。参加者は台湾やトルコの震災遺児、アフリカ地域のエイズ遺児、九・一一テロの犠牲者の子どもたち、米国の空爆や戦争によって家族を失ったアフガニスタンの遺児など、合計数十名が参加した。私はここで出会ったアフガニスタンの遺児たちから、本当にいろいろなことを教えられた。一一歳の少年は空爆で父親を失い、自らも地雷を踏んで片足を失っていた。家長を失った一家を養うために、学校へは行けず、水を売って歩いてようやく家族が食べるパンを買う生活だという。その少年に、将来の夢はと尋ねると、医者になることだと目を輝かせて語った。自分のように地雷で傷ついた子どもたちを治してあげたいのだと。私は、自分の置かれた境遇と、彼の境遇とを比べて愕然とした。彼は学校に通えないため、字を読むこともままならない。私は、医者になりたいと言ったら、とりあえず何不自由なく勉強させてもらえる環境が与えられている。アフガニスタンの彼が夢をかなえるためには、どれだけの苦労を強いられることかと思うと、それは途方もないものだ。自分が得た環境は、決して当たり前ではないのだと身が引き締まる思いだった。そして、アフガニスタンの子どもたちは、厳しい国の状況とは裏腹に、とても明るく、慈愛に満ちた様子だった。敵国である米国の遺児たちとも仲良く遊び、音楽がかかれば陽気に踊り出す。みんなでお土産を買いに一〇〇円ショップに行ったときには、家族のパンが何日分も買えるだろうお金で、私にプレゼントを買ってくれた。このときは本当にその気持ちがうれしくて涙が止まらなかった。こんな感動的な非日常の出会いもまた、私が震災を経験したからこそ与えられた機会なのだと、しみじみと思った。

現在、私はあしなが育英会で奨学生ＯＧとして評議員を務めている。

私が学生をしていた時代からも状況は刻々と変わり、世の中の遺児らはさらに苦境に立たされることも多いと聞く。自分が得た恩恵を、次世代の子どもたちに受け次いでいくことも本当に大切なことだと感じている。

（5）社会経験

学生時代に注力していたことは、あしなが育英会のボランティア活動だけではなく、もちろん勉強もそうだし、アルバイトも生きていくために欠かせなかった。地方だからこそできたことと思うが、大学二年から卒業まで、地元テレビ局のレポーターとして仕事をした。六年生の時は一年間、夕方のニュース番組で毎日お天気コーナーを担当するなどして働いた。このときは、大学の卒業試験や、医師国家試験の勉強のため、仕事と勉強の両立は生半可なことではなかったが、国家試験の二日前まで毎日の生放送をこなしながら何とか合格することができた。テレビ局で働く機会など、医師になりながらめったに得られないので、本当に稀有な経験をさせていただいた。マスメディアの良い面、悪い面も垣間見ることができた。医師になって携わる患者さんには、いろいろな方がいると思うと、誰がどんな言葉に傷つき、誰がどんなことを頑張っているのかなど、世の中を広く知る素晴らしい四年間の経験となった。

三　震災経験を原点として

(1) 取材など

私はこれまで、震災経験の取材依頼があると、できる限りお応えするように心がけてきた。それには意味があって、自分がその逆境に負けないぞという意思表示と、病気やその他の出来事でとても苦しい状況にある人に、自分が明るく頑張っている姿が何かの励みになればという思いからだった。逆境に立たされて苦しんでいることは恥ずかしいことではない、そこから夢を見つけて頑張ることで、それがまた誰かの励みになるということを私自身で体現したいと考えている。

(2) 東日本大震災

東日本大震災から月日が経過し、私も何度か被災地には足を運んだ。

最初は自分の目で被災地を目の当たりにすることがとても怖かった。しかし、友人に背中を押されて二〇一一年秋に初めて被災地を訪れた。瓦礫の撤去や側溝の泥かきなど、地元の方と一緒に汗を流しながら地震当時のお話などを伺った。東北の被災者の方がこの先に経験するであろう、二年、三年と時間が経過してからボディーブローのようにじわじわと押し寄せる精神的なつらさを思うと、私は胸が苦しくなった。それは、自分たち神戸の被災者が経験した苦しみだった。ボランティアや救援の数が減り、報道でも少しずつ震災の話題が薄れていくころになると、生活にも日常が戻り始め、自分たちが失ったものの大きさに気づいて愕然となる。彼らにも押し寄せるであろう苦しみを知っていながら、自分には何ができるだろうと必死に考えた。何度かボランティアで現地に訪れはしたが、医師として診療に行くことも、力仕事を手伝いに行くことも何となくピンと来ないままであった。

震災から一年半がたったころ、現地の中学生・高校生に話をする機会をいただいた。私が被災したのと同じ年齢の子どもたちだ。私は彼らに、自分の震災経験と、その後自分が何を考えて行動に移してきたかを一生懸命語った。彼らは、目を輝かせながら私の話に耳を傾けてくれた。彼ら自身の姿を重ねて、今よりも確かに明るい自分の未来を勝ち取る勇気を持ってくれたら、と胸が熱くなった。私はどういう理屈かわからないが、自分が経験したのと同じ年ごろの子どもたちを励ますことこそ、自分がやりたかったことだと実感した。

(3) 今後の役割の自覚

今は、乳がんに携わる医師となり、患者の身体的なつらさだけでなく精神的なつらさにもできるだけ寄り添っていきたいと考え診療を行っている。

人生の中で出くわす衝撃的な出来事のうち、病気を患うということは身体的な苦痛だけではなく本当に孤独でつらい経験であり、大きな衝撃という点では私が経験した震災という出来事と同じなのではないかと思う。悲しみを知るからこそできる、患者の心に寄り添う医療があると信じている。

私の今の仕事の原点は、やはり震災経験だと言える。

私にとって、今の仕事で誰かの役に立てるのなら、それは自分の癒やしにつながるのだと確信している。震災経験の悲しみを「乗り越える」ということはおそらく、一生かかってもできないことかもしれないが、それが自分の原点となり、強さとなり、優しさを育んでくれるのならば、それを十分に享受して、世の中に還元していくことを誓いたいと思う。

哀しみを語り伝える
――旧約聖書の嘆きに聴く

左近　豊

一　はじめに

私はここで、悲しみの体験をどのように受けとめ、語り継いでゆくかを旧約聖書をもとにして考えていきたいと思う。今から約二六〇〇年前に起きたバビロン捕囚という大きな悲劇をきっかけにして書物の形にまとめられ、今日まで連綿とそれを語り伝えてきた旧約聖書の嘆きの伝統（「哀歌」、嘆きの詩編など）を紐解くことで、三・一一後を生きる私たちのスピリチュアルケアの議論に、いくばくかの貢献ができればと願っている。

・言葉にならない思いを詩に託して祈る共同体

これから三つのことをお話ししようと思う。第一に、旧約聖書の嘆きの伝統に出てくる明白な事柄、それは、旧約聖書が崩壊期の思想だ、ということである。それは、崩れ落ちた中から編み出され命脈を保ってきたものなのである。第二に、嘆きは詩によって紡ぎ出されてきたということについてである。聖書の世界では、喜びも悲しみも感謝も嘆きも知恵も激情も、祈りとして、訴えとして詩に詠む伝統がある。絶体絶命の危機から奇跡的に救出された喜びを感謝を持ってささげた歓喜の讃美もあるが、むしろ絶望の闇にたたずんで神に嘆き、祈ったものも少なくない。数え上げればきりがないほどの悲惨な体験をしてきた聖書の世界の人たちにとって、滅びの淵に立たされて語る時、体系立って理路整然と起承転結を持って神学的に整理して語ることのできないことも多かったと考えられる。それでも言葉にならない、まとまりのつかない支離滅裂になりそうな思いを、神のみ前に、なんとか形にしてゆくということが求められた。その時、それは詩の言葉となって紡ぎ出されてきたのである。例えば旧約聖書の「哀歌」は、アルファベット順に悲しみを詩に託して並べるということをしている。これは記憶のための技巧ととらえることもできるが、むしろ、悲しみをアルファベット順に詠んでいくという仕方で、虚空に漂いかねない悲嘆を言葉として刻んでゆく血のにじむような営みを可能とする、そのための枠組みと言えるのではないかと思う。

そして第三に、聖書は、味わった悲嘆を語り継ぐ共同体を形成してきた、ということについて述べようと思う。聖書は救いの体験や喜びだけでなく、長い歴史の中で度重なる苦難と苦悩、哀しみと嘆きの経験を、何世代にもわたり、地域や国、民族を越えて、体験した者から体験していない者たちへ、哀しみを知らない子どもたち、孫たちへと語り継いできた共同体が編んだ書物である。体験していない者たちが体験者の証言を聴いてこれを追体験し、涙を飲み、砂を食む思いで、噛み砕いて自らのものとし、次の世代、次の時代、別の地域へと、喜ぶものと共に喜び、悲しむ者と共に悲しむ群れを形成してきた。

このようにして詩にして語り伝えられてきた聖書の悲しみの言葉が、三・一一以降を生きる私たちの言葉とどのようにかかわりを持ちえるのか、共に考えていきたいと思う。まず手がかりとして三・一一後、私たちが直面している問題の一端を取り上げたいと思う。

二　三・一一以後の言葉の危機

三月十一日直後から多くの文学者や思想家が〈言葉〉の危機を口にしてきた。いくつか紹介しようと思う（強調は筆者による）。

「新しい事態を説明するための**ことば**を、……持ち合わせていない[1]」

「震災直後には、**言葉**も壊れて押し流されてしまい、感情が真空になっていた。……（楽観ではなく）悲観の情熱（パッション）によって危難と向き合う時[2]」

「3・11後の世界であっても有効な**言葉**を探りたい」「大災害という極限状況での詩の言葉の有効性に、詩人たちは不安と確信を抱いているようだ[3]」

「時間がたてば日常が戻り、記憶は薄れる。それでも被災地は『3・11後』を生き抜かなければならない。被災地に寄り添い、失われた**言葉**を想像し続ける必要がある。それは、この喪失感を表現する**言葉**を見つけられずにいる、私自身の問題でもある[4]」

文学者の言葉、詩人たちの呻き、新聞記者の思い、一つひとつがこの出来事を体験したことを既存の言葉で言いあらわせない、表現不能性について語っている。

言葉にできない哀しみは、それを味わった人の数だけ無数にあり、他の人に伝わらないもどかしさや言いあらわすことのできない哀しみの重さから個々人の内に深く沈み込み、孤立化させ、沈黙へと向かわせ、ひいては出来事の忘却と風化を加速させてゆく危険があることを、広島、長崎、アウシュヴィッツ、阪神淡路大震災を生き延びた人たちの証言から私たちは聞いている。(5)

・悲哀の〈言葉〉化

この〈言葉〉の危機に対して、すでに三十年以上前になるが、小此木啓吾氏が『対象喪失——悲しむということ』の中で、次のように語っていることを新鮮な思いで受けとめた。

「おびただしい喪失と悲嘆のどん底から出発したはずの現代社会は、いつのまにか、悲しむことをその精神世界から排除してしまった。……「悲しみを知らない世代」が誕生している」(6)

六十七年前の敗戦から歩み出した現代社会が悲しみを避け、悲哀の仕事（グリーフワーク）をせずにいるうちに「悲しみを知らない世代」が生み出されているという指摘がここにある。これは決して小此木氏が語る三十年前にのみ当てはまる現実ではないのではないだろうか。今、自分が置かれている精神的状況が悲しみなのかどうかも認識できない世代がいる、という主張は、三・一一以後、確かに悲しむことに耐えられない、悲しみを精神世界から追い出そうとしている日本社会とも重なり合うような気がするのである。それは今一層深刻になっていると感じている。子どもたちの間でも、自分の中に悲しみや悔しさ、寂しさ、痛み、苦しみが育つ機会が失われ、いつしか他者の痛みや悲しさ、寂しさへの感性が育たなくなってしまい、悲しみや弱さを排除し、目をそむけながら、いつしか他者への痛みや悲しみに鈍感になっている、とカウンセラーの袰岩《ほろいわ》奈々氏も述べている。(7)今日、悲哀を古《いにしえ》の詩人たちと共有し、その助けを借りて、自らの体験を言葉にし、より意味深いものとして体験し、推敲してゆく必要が一層強まっていると思われる。

ただし、三・一一後の〈言葉〉の危機の中にあってなお、嘆きは、詩の言葉となって紡ぎ出されていることに注目しておきたい思う。詩人の谷川俊太郎氏は、ご自身が被災者でないことに躊躇されながらも「言葉」という詩を詠んでいる(8)(ルビは筆者による)。

「言葉」

何もかも失って
言葉まで失ったが
言葉は壊れなかった
流されなかった
ひとりひとりの心の底で

言葉は発芽する
瓦礫《がれき》の下の大地から
昔ながらの訛《なま》り
走り書きの文字
途切れがちな意味

言い古された言葉が
苦しみゆえに甦《よみがえ》る
哀《かな》しみゆえに深まる
新たな意味へと
沈黙に裏打ちされて

（日本文藝家協会著作物使用許諾、許諾番号17498１を得て掲載）

その他にも断片的に語り出され（涙をもって絞り出され）た言葉は、詩となっていったことを思い起こす。[9] 震災直後からインターネットのツイッター上に詩を綴って大変な反響を呼び、それをまとめた『詩の礫《つぶて》』を出版した福島の詩人・和合亮一氏は次のように書いている。

「これまでに人類が体験したことのないこの絶望感を、誰かに伝えたい。（略）死と滅亡が傍らにある時を、言葉に残したい。（略）「行き着くところは涙しかありません。私は作品を修羅のように書きたいと思います」（略）明日には自分の生活が消滅するかもしれないその夜に、誰かに受け止めて欲しいと思い、言葉をパソコン上に投げた。「放射能が降っています。静かな夜です」「ここまで私たちを痛めつける意味はあるのでしょうか」「この震災は何を私たちに教えたいのか。教えたいものなぞ無いのなら、なおさら何を信じれば良いのか」（略）何も考えなかった。〈独房〉の中で私がひたすら想《おも》ったのは、言葉の中にだけ自分の真実がある、ということだった。後は何処《どこ》にもない。社会が崩壊し、生活が奪われてしまいそうな中で、私が何も考えずにしていたこと。ただただ、その〈真実〉に幼子が母の腕にしがみつくようになって、すがることだけであった。（略）

だから私たちの〈言葉〉に祈りを込めたい。[10]」

哀しみの〈言葉〉化について考える上で、参考となるものに、アウシュヴィッツ後の言説について論じたスーザン・グーバー（Susan Gubar）というアメリカの英語学者による『*Poetry After Auschwitz : Remembering What One Never Knew*（アウシュヴィッツ後の詩——知らなかったことを記憶するということ）[11]』と題する書物を挙げたいと思う。この本は、ホロコースト体験のない第二世代、第三世代の人々が、身をもっては知らないことをどのように思い起こし、記憶してゆくのか、というテーマで書かれたもので、直接聖書と関連するものではないが、非常に興味深いものであり、今日の学びに有益な示唆を与えてくれるものである。

「ホロコーストは死滅しつつある」という衝撃的な書き出しで始まるこの本は、アウシュヴィッツの記憶が加速度的に忘却され、隠蔽され、歪曲されている現状は、当初「最終解決」としてのユダヤ人絶滅を企図していたナチの目論見の究極的な勝利を意味することになってしまう、という危機感を背景にしている。そして、もしホロコーストについての真正な書物が、体験者と目撃者によってのみ書かれ、語られるべきで、それ以外の者には資格がない、と人々が信じてしまっているとすれば、必ずやホロコーストの記憶は死滅してしまう、と言う。体験していない世代といえども、意識的であれ、無意識であれ、何らかのかたちで影響を受けているのであるから、彼ら非体験世代が独創的な仕方でホロコーストについて書くことこそ、忘却、風化、抹殺への有効な抵抗となることを論じた上で、断片化されたホロコーストの体験には詩による表現がふさわしいことを述べる。そして詩のような芸術は、直接体験を持つ第一世代と非体験の第二世代の間にある溝を、想像力によってつなぐ可能性を持っている、と。そして **'Empathic Unsettlement'** という概念が、第二世代の詩人がホロコーストという出来事に向き合う際、大きな助けとなるというのである。詩人が対象となる人物に（同情 Sympathy ではなく）「共感（Empathy）」を持って、距離を保って自己同一化しない、という関係と言えるだろう。ホロコーストの犠牲者、生還者に心を寄せつつ、後代の詩人である自分との間に埋めがたい距離があることを認識しながら、共感的な想像力を駆使して向き合う関係なのである。アウシュヴィッツ後の詩は、そこにおいて可能になるとグーバーは言う。

悲しみを自ら味わわなかった者が、経験せざる悲しみを語り伝えうる一つの道筋を示した書物だと思ったので紹介させていただいた。これから出てくる東日本大震災の第二、第三世代が直面する諸問題に対して、詩による想像力に促された哀しみの継承の可能性に言及しているこの書物の貢献度は大きいと言えるだろう。ストーリーとなりえない断片的で、非論理的で、雑然とした深い苦悩を表現する際に、「詩」は大きな意義を有している。

三　悲哀を抱きしめた旧約聖書

では、旧約聖書は悲しみをどのように受けとめているのだろうか？

聖書の民の歴史は、悲哀というにはあまりに惨《むご》い歴史を刻んできた。それは喪失に次ぐ喪失を味わった歴史であったと言ってよい。神殿を失い、王を失い、国を失い、土地を失い、家族を失い、安住の地を失い、見ず知らずの異郷に強制的に連行されてゆく。しかも、そのような悲哀を忘却せず、記憶し、継承し、再現しつづける共同体が聖書の語る共同体なのである。傷も涙も恥とせず、破れを隠すことなく、むしろ嘆きの深みに沈潜し、闇に目を凝らして生き延びる言葉を模索してきた。聖書が今の形にまとめられた最大の理由の一つが、この喪失体験にあったのである。神殿が崩壊し、神の現臨の場所を失い、祭儀が行えなくなったことから、聖書というポータブルな、いついかなる時にもどこであろうと、その読まれる場において神の現臨にあずかることのできる、携え行くことのできる「聖書」という〝神殿〟を持つ宗教となった。喪失体験によって祭儀の宗教から言葉（書物）の宗教となったのである。

この共同体の歴史を具体的に紐解いてゆくと、紀元前八世紀にはアッシリア（預言者イザヤ、アモス、ホセアらの時代）、紀元前六世紀にはバビロニア（エレミヤ、エゼキエルの時代）、その後ペルシャ、ギリシャの支配を受けて、ついに紀元七〇年、イエス・キリストの時代のちょっと後になるが、ローマによって徹底的に滅ぼし尽くされる。最後の戦いは壮絶を極め、ついに滅びてゆき、国土を喪失し、世界に散らされていったのが聖書の民である。散らされて行った先でも安住の地は得られない。エジプト、スペイン、ロシアそしてヨーロッパ全域に散らされていき、行った先にコミュニティーを形成し、異邦人、異教徒に囲まれながら自分たちの生活様式、特にユダヤ教の信仰を堅く守り、継承してゆくのである。ユダヤ人に寛容な土地もなかったわけではないが、ヨーロッパ史を紐解くと、至る所でユダヤ人を大量に虐殺したり追放したりしている。帝政ロシアでも何百万人単位でユダヤ人は殺された。

旧約聖書という書物はそのような共同体の中で連綿と語り継がれてきた書物なのである。喪失の悲哀を決して忘却せず、記憶し、継承し、再現し、追体験しつづける共同体を形成してきたのである。

四　悲哀を語り伝える

聖書の共同体は、救いの喜びだけでなく、哀しみを言葉にして祈り続け、悲哀を語り伝え、苦悩を連綿と数千年にわたって語り継いできた。例えば「哀歌」は、紀元前六世紀以降、何世代にもわたって幾多の詩人、共同体が、それぞれの時代に特有な数々の経験と悲しみを踏まえて洗練し、推敲し、言い換え、磨きをかけ、最もふさわしい表現を模索し、格闘と葛藤を繰り返しながら紡いできた言葉なのである。

「哀歌」は現在まで毎年ユダヤの暦で「アブの月（だいたいが七月か八月）の九日」にシナゴーグ（ユダヤ人の会堂）で読まれてきたものである。この日にユダヤ人は、エルサレムの神殿が破壊されたことを嘆き、その悲哀を記憶するために集う。エルサレムの神殿は最初にソロモンが建てたものが紀元前五八六年のこの日に崩壊しただけではなくて、その次に再建された第二神殿も紀元七〇年の同じ日に、今度はローマ軍によって完全に破壊されたと言い伝えられている。そのほかにも一四九二年にユダヤ人がスペインから放逐されたのもこの日、一九四二年にワルシャワからトレブリンカ強制収容所へと数十万人のユダヤ人が移送されたのもこの日だというのだから、民族の受難の日と言ってよい。歴史を貫いて度重なった苦難を毎年集まって思い起こし、新しい嘆きを加え、語り継ぐという営みをしてきたのである。

アブの月の九日は三週間にわたる喪の期間の最終日にあたり、この間、結婚式やお祝い事は一切禁じられ、床屋に行くこともしない。さらに最後の一週間は肉も酒も一切口にしてはならず、新調の服も着てはならないと言う。そしてその日は断食をし、ひげをそることも顔を洗うことも、化粧もだめ、革靴を履くことも禁じられているし、笑ったり、無駄話することも慎み、さらには、この日だけは、通常している聖書のトーラーの部分（創世記から申命記まで）を勉強してもならない、と定められている。哀歌と嘆きの祈りのみが朗読され、喜びの家であるシナゴーグは悲しみの家に変わるのである。このようにしてすべての日常を排して悲しみに沈潜する期間を毎年必ず持つことの意味は大きいと思う。それが体験者と非体験者も含めた共同体が共に言葉を重ねてゆく機会となったことは想像にかたくない。

今回のシンポジウムにおいて、尾形妙子先生、尹玲花《いんれいか》先生のお二人がなしてくださった、哀しみを言葉にするということは、真に尊いことである。私はこれまでに広島や長崎の被爆体験者の証言を読む機会を持ってきたが、たくさんあるようでいて、被爆した方々の中の本当にごくわずかな人しか言葉にしてこられなかったということがわかる。語ろうとするたびにフラッシュバックが起こる。あの日あの時に今の時が飲み込まれてゆく。語るたびに魂と心を激しく痛めつける。そのようなことを踏まえてなお語ってくださる方の証言は、本当に大事に受けとめたいと思う。圧倒的に多くの体験者の方々が沈黙を選ばれたのである。

聖書においても同じであるが、そのような中にあって、沈黙に抗いながら失われゆく言葉を回復するための静謐な戦いを経た言葉を、愛する故郷と共に崩れ落ちた世界の廃墟にたたずみ、瓦礫に失われた言葉を探し求め、ついに見いだし、携え、脱出する詩人たちの営みが生み出した言葉を噛みしめ、語り継ぎ、表現しきれない圧倒的な苦しみにある人たちの悲しみに言葉与え、痛みに名を与えるために召された共同体がありうることを聖書は証ししている。

五　最後に

このような旧約聖書の嘆き、哀歌、そしてその用例から、三・一一後を生きている私たちが学びうることがあるとすれば、その一つは、「哀しみの共同体を形成」しうる、ということである。これは横の次元に広がってゆき、東日本以外の地にも、例えば詩を通して、コミュニティーを横断してゆく可能性を秘めている。いわば哀しみが共時的に、他者性を保ちつつも共感性を持って越境してゆくような、緩やかな広がりを持つ共同体の形成が展望されると言ってよいだろう。二つめは、「悲哀の言葉の回復」である。体験者も非体験者も含めて、その共同体の中核にあってなされることだと思う。そして嘆きをこの世代だけで終わらせないためにも、三つめに「嘆きの継承」が挙げられるだろう。次の世代、若い世代にパッション（熱情、受難）を伝えてゆく、嘆きを通時性を持って縦につないでゆく、そのための媒体を獲得してゆくことに、聖書は重要な手がかりを示していると私は思う。

注

（1）高橋源一郎、二〇一一年四月二八日、『朝日新聞』「論壇時評」欄「震災とことば」。
（2）佐伯一麦、二〇一一年五月二日、『朝日新聞』文化欄「佐伯一麦↓古井由吉往復書簡」。
（3）「3・11後の言葉をさがす」二〇一一年五月一〇日、『朝日新聞』文化欄「3・11後の言葉を探す　高橋睦郎ら詩人朗読会」。
（4）武田耕太、二〇一一年四月一三日、『朝日新聞』「3・11記者有論　失われた言葉　想像し続ける力がほしい」。
（5）例えば原爆後の広島を描写することの困難について、被爆した作家である大田洋子は次のように書いている。「しかし、なんと広島の、原子爆弾投下による死の街こそは、小説に書きにくい素材であろう。それを書くために必要な、新しい描写や表現法は、容易に一人の既成作家の中に見つからない。私は地獄というものを見たことも無いし、仏教のいうそれを認めない。人々は誇張の言葉を見失って、しきりに地獄と云ったし地獄図と云った。地獄という出来合いの、存在を認められないものの名で、そのもの凄さが表現されえるものならば、簡単であろう。先ず新しい描写の言葉を創らなくては、到底真実は描き出せなかった。小説を書く者の文字の既成概念をもっては、描くことの不可能な、その驚愕や恐怖や、鬼気迫る惨状や、遭難死体の量や原子爆弾症の慄然たる有様など、ペンによって人に伝えることは困難に思えた」(大田洋子『屍の街・半人間』講談社、一九九五年、二七三頁)。

同様に原民喜も、爆心地一帯は「精密巧緻な方法で実現された新地獄に違いなく、ここではすべて**人間的なものは抹殺され**」(強調は筆者による)ていた、と述べたあと、とても通常既存の文学的表現では言いあらわすことができなかったのであろう、カタカナで書きなぐるほうがふさわしいとして、「ギラギラノ破片ヤ　灰白色ノ燃エガラガ　ヒロビロトシタ　パノラマノヤウニ　アカクヤケタダレタ　ニンゲンノ死体ノキメウナリズム　スベテアツタコトカ　アリエタコトナノカ　パット剥ギトッテシマツタ　アトノセカイ　テンプクシタ電車ノワキノ　馬ノ胴ナンカノ　フクラミカタハ　プスプスト　ケムル電線ノニホヒ」と表現している(原民喜『夏の花・心願の国』新潮社、一九七三年、一三九―一四〇頁)。

(6)　小此木啓吾『対象喪失――悲しむということ』中央公論社、一九七九年、まえがき、i頁。

(7)　褒岩奈々『感じない子ども　こころを扱えない大人』集英社、二〇〇一年。

(8)　谷川俊太郎「言葉」、二〇一一年五月二日、『朝日新聞』夕刊、『文藝春秋　3・11から一年　100人の作家の言葉』三月臨時増刊号、二〇一二年三月、八―九頁。

(9)　詩歌関連の雑誌はもちろんのこと、数多くの詩集も出版されてきた。網羅的ではないが、例えば長谷川櫂『震災歌集』(中央公論新社、二〇一一年)、御庄博実・石川逸子『哀悼と怒り――桜の国の悲しみ』(西田書店、二〇一二年)、谷川健一・玉田尊英編『東日本大震災詩歌集』(冨山房インターナショナル、二〇一二年)などがある。

(10)　和合亮一「言葉の中の〈真実〉」『詩の礫』徳間書店、二〇一一年、五―八頁参照。

(11)　Gubar, Susan, *Poetry after Auschwitz : Remembering What One Never Knew*. Bloomington : Indiana University Press, 2003.

あとがき

〈スピリチュアルケアを学ぶ〉シリーズは、これまで三冊刊行されている。これらは聖学院大学総合研究所スピリチュアルケア研究室（窪寺俊之室長）が主催した研究会の講演を中心にまとめたものであった。本書はこれらとは異なり、「はじめに」に記されているように、「第一八回日本臨床死生学会大会」において開催された四つのシンポジウムをまとめたものである。

窪寺教授が大会長を務められたこともあり、学会の主題は「スピリチュアルの実現に向けて――理論・実践・制度」となったが、それぞれのシンポジウムの内容は〈スピリチュアルケアを学ぶ〉シリーズの一冊にふさわしいものであった。そこでシンポジストの方々に、出版することをご了解いただき、また、日本臨床死生学会理事会の理解も得られたので、ここに刊行されることになった次第である。

ここでは四つのシンポジウムの主題と企画委員を紹介しておきたい（敬称略、肩書きは学会開催時のもの）。

「理論」の主題は、「《スピリチュアリティ》の架橋可能性をめぐって」とし、「イスラム教などの宗教、あるいは公立病院などでスピリチュアリティが可能かどうかをコンセプトとする」ことが決まった。企画担当は、小森英明（武蔵野大学仏教文化研究所研究員）、松本周（聖学院大学総合研究所助教）である。

「実践」の主題は、「人間成長を目指すケアの実践——死、人生全体を見直すとき」とした。内容は「スピリチュアルケアは、基本はひとつであるが、医師、看護師、チャプレンなど立場によって理論的背景が異なる。それぞれの立場から事例を報告していただき、相違点を明確にするということではなく、共通点を明らかにすることで、スピリチュアルケアとは何かを浮かび上がらせることを目標とする」とされた。企画担当は、種村健二朗（杏雲堂病院緩和ケア顧問）、藤掛明（聖学院大学大学院准教授）、原敬（さいたま赤十字病院緩和ケア部長）、松田卓（亀田総合病院緩和ケアチャプレン）、林章敏（聖路加国際病院ホスピス医長）である。

「制度」の主題は、「スピリチュアルケアを制度に載せる——アセスメントと評価の現在と未来」とし、内容は「保険の点数化などの制度面でスピリチュアルケアが日本の社会に認められていくようにする準備として、さまざまなアセスメント尺度の活用を多様な観点から話し合う場とする」こととされた。企画委員は、葛西賢太（宗教情報センター研究員）、三澤久恵（人間総合科学大学教授）、本郷久美子（三育学院大学看護学部長）である。

「大震災」の主題は、「東日本大震災を受け止めて……」とし、「実際に大震災に遭われた方々の体験を通して、どのようなケアが必要であるか、また大震災をどう受け止め、その経験をこれからにどう生かしていくのかという流れから、東日本大震災におけるスピリチュアルケアのあり方について、ヒントを得られるシンポジウム」が目指された。企画委員は、平山正実（聖学院大学・同大学院教授）、竹渕香織（聖学院大学人間福祉学部こども心理学科助教）、豊川慎（聖学院大学総合研究所特任研究員）である。

企画委員会は、大会まで断続的に六回開催されたが、以上の主題によりシンポジウムの内容が検討され、シンポジストが決められたのである。二日にわたって開催された大会は、のべ五百人を超える参加者があり、一般演題の発表も百件を超える大盛会であった。ここに収録したシンポジウムにもそれぞれ多くの参加者があり、高い評価をいただいた。

本書にまとめるに際し、原稿を改めてご執筆くださったシンポジストの方々に、またシンポジウムを企画し、座長をお勤めくださった方々に、こころよりの感謝を申し上げたい。

第一八回日本臨床死生学会大会事務局
聖学院大学総合研究所
山本　俊明

尹　玲花（いん　れいか）

愛媛大学医学部医学科卒業。東京都済生会中央病院にて外科系初期臨床研修修了。2007年より聖路加国際病院乳腺外科勤務。外科専門医。乳腺認定医。あしなが育英会評議員。

【著書】『自分で見つける乳がん』（ヴィレッジブックス、2008年）、『乳癌診療ポケットガイド』（共著、医学書院、2010年）、『乳癌薬物療法ポケットブック』（共著、中外医学社、2010年）。

左近　豊（さこん　とむ）

聖学院大学人間福祉学部副チャプレン、准教授。

東京神学大学大学院修了（神学修士）。米国コロンビア神学大学院修了（Th.M）。プリンストン神学大学院博士課程修了（Ph.D）。専攻は旧約聖書学。

【著書・訳書】 *Fire Sent From Above : Reading Lamentations in the Shadow of Hiroshima–Nagasaki.* Ann Arbor, MI : UMI, 2011. J・L・メイズ『現代聖書注解　詩編』（日本基督教団出版局、2000年、2010年重版）、W・ブルッゲマン『聖書は語りかける』（日本キリスト教団出版局、2011年）、F・W・ダブス=オルソップ『現代聖書注解　哀歌』（日本キリスト教団出版局、2013年）。

【論文】「海のように深いあなたの傷を、誰が癒せるだろうか？――旧約聖書『哀歌』第２章の文学的研究」『聖学院大学論叢』第21巻（2009年）、「苦難としての恥――哀歌第１章の文芸学的研究」『聖学院大学論叢』第22巻（2010年）、「ご覧ください、主よ！哀歌第１章１―11節」、アレテイア特別増刊号『危機に聴くみ言葉』（2011年）、「哀しみのロゴス化――旧約の嘆きに学ぶ」『学校伝道研究会紀要』第20号（2012年）、「３・11以降をどう生きるか――聖書の語りかけに聴く」『キリスト教と諸学』第27巻（2012年）ほか。

秋社、2009)、『マンダラとは何か』(日本放送出版協会、2007)、『立派な死』(文芸春秋、2005)、『はじめての修験道』(共著、春秋社、2004)、『チベットの「死の修行」』(共著、角川書店、2000)、『チベット密教』(共著、筑摩書房、2008)ほか多数。

松本　周(まつもと　しゅう)

聖学院大学助教、日本基督教団教務教師(牧師)。

聖学院大学人文学部欧米文化学科卒業。東京神学大学大学院博士前期課程修了(神学修士)。聖学院大学大学院博士後期課程修了、博士(学術)。ACEF(アジアキリスト教教育基金)評議員。

【論文】「ラインホールド・ニーバーにおけるpower概念について」東京神学大学総合研究所『紀要』8号(2005年)、「神学と社会福祉――ラインホールド・ニーバーの視点から」『キリスト教社会福祉学研究』37号(2005年)、「日本におけるピューリタニズム倫理の受容」『ピューリタニズム研究』第2号(2008年)、「戦後日本とキリスト教――ピューリタニズム社会倫理の視点から」聖学院キリスト教センター『キリスト教と諸学』25巻(2010年)、「植村正久とP・T・フォーサイスの祈祷論」『ピューリタニズム研究』第6号(2012年)、「〈ニーバーの祈り〉とスピリチュアリティ――その日本における受容形態の考察」『聖学院大学総合研究所紀要』53号(2012年)、「揺れ動く地に立ちて、なお十字架は輝けり――東日本大震災の只中にある教会」聖学院キリスト教センター『キリスト教と諸学』28巻(2013年)ほか。

尾形　妙子(おがた　たえこ)

医療法人社団仙石病院看護部長。

奈良県立医科大学附属看護専門学校卒業。京都府内病院勤務を経て1992年より医療法人社団仙石病院(宮城県)勤務。2006年より現職。

2011年3月の東日本大震災の津波で夫、長男、次女の3人を一度に亡くす。

吉田典史『生き証人が語る真実の記録と教訓――大震災で「生と死」を見つめて』ダイヤモンド社オンラインなどの取材に応え、また講演会などで被災者の現実を訴えている。

【著書】「忘れない――死を見つめて生きる」『臨床現場からみた生と死の諸相』(聖学院大学出版会、2013年)。

小川　康（おがわ　やすし）

薬剤師。チベット医。

1992年東北大学薬学部卒。卒業論文のテーマは「キラルな複素環化合物の合成研究」。卒業後、北海道留寿都農業高校で理科の講師、佐渡島羽茂自然学園で小中学生の指導員、黒姫和漢薬研究所で薬草茶の研究開発に取り組む。1997年には長野県で新規就農し薬草（当帰）栽培に取り組みつつ農閑期はドラッグストアで働く。1999年、インド・ダラムサラに渡りチベット語の学習に取り組み、2001年、チベット文化圏以外の外国人として初めてメンツィカン（チベット医学・暦法大学）に合格。2009年、チベット医の資格を取得し帰国。「チベット医学・薬草研修センター」を薬草が豊かな小諸に設立。2013年４月より早稲田大学文学学術院・教育学修士課程に進学。研究テーマは「薬育の実践研究」。

【著書】『僕は日本でたったひとりのチベット医になった』（径書房、2011年）。

【ブログ】チベット医学・薬草研修センター〈http://tibetherb.blogspot.com〉

庭野　元孝（にわの　もとたか）

菊名記念病院総合診療科部長。

1985年京都大学医学部卒業、聖路加国際病院にて外科研修、1993年京都大学医学部第１外科医員、1994年京都大学医学部大学院博士課程入学、1998年京都大学医学部大学院博士号取得。1998年米国ボストン MIT（マサチューセッツ工科大学）リサーチフェロー、1999年 Harvard Medical School, Brigham & Women's Hospital リサーチフェロー。2000年丹後中央病院外科副医長、2002年倉敷中央病院外科部長、2007年丹後中央病院外科主任部長、2010年千葉県立佐原病院総合診療科部長、2012年より現職。医学博士、日本外科学会外科専門医、日本消化器外科学会認定医。

【著書】『一粒麦は生きている――緩和ケアへの遠い道』（文芸社、2008年）。

正木　晃（まさき　あきら）

慶應義塾大学文学部・立正大学仏教学部非常勤講師。宗教学者。

筑波大学大学院博士課程単位取得満期退学。国際日本文化研究センター客員助教授、中京女子大学助教授、純真短期大学教授を経て現職。

【著書・訳書】『いま知っておきたい霊魂のこと』（NHK 出版、2013）、『お坊さんのための「仏教入門」』（春秋社、2013）、『空海と密教美術』（角川学芸出版、2012）、『密教』（筑摩書房、2012）、『図説密教の世界』（河出書房新社、2012）、『現代の修験道』（中央公論新社、2011）、『「千と千尋」のスピリチュアルな世界』（春

著、『発達心理学研究』17、pp. 282－292、2006年)、『日本人高齢者における宗教性およびスピリチュアリティに関する実証的研究の可能性を探る』(単著、『老年社会科学』31(４)、pp. 509－514、2010年) ほか。

三澤　久恵（みさわ　ひさえ）

人間総合科学大学保健医療学部看護学科教授（老年看護学)。

東京大学医学部附属看護学校卒業、埼玉県立女子公衆衛生学院保健婦学科卒業、日本女子大学家政学部生活芸術学科卒業、2006年桜美林大学大学院国際学研究科老年学専攻博士前期修了、2009年同大学院同専攻後期課程修了（老年学博士)。東京大学医学部附属病院看護師、埼玉県公立小中学校養護教諭、埼玉県立常盤女子高等学校教諭、埼玉県蕨市立病院副看護部長、さいたま市立高等看護学院学院長、共立女子短期大学准教授、関西福祉大学看護学部教授、桜美林加齢・発達研究所客員研究員を経て2011年より現職。日本健康医学会理事、東京スピリチュアルケア研究会世話人。

【著書・論文】『スピリチュアルケアの根底にあるもの――自分が癒やされ、生かされるケア』(共著、遊戯社、2012年)。「地域高齢者のスピリチュアリティ評定尺度の開発――構成概念の妥当性と信頼性の検討」『日本健康医学会雑誌』18 (４)、2010年、「地域で生活する高齢者のスピリチュアリティに関する研究」桜美林大学博士論文、2008年、「看護におけるスピリチュアリティ概念の検討」『共立女子短期大学紀要』、2008年。

河　幹夫（かわ　みきお）

神奈川県立保健福祉大学教授。

1975年東京大学法学部卒業、厚生省入省。1984年石川県庁。1990年大臣官房総務課広報室長、1992年同政策課調査室長。1993年老人保健福祉局老人福祉振興課長。1995年児童家庭局育成環境課長。1997年社会・援護局施設人材課長、1999年同局企画課長。2001年厚生労働省参事官（社会保障担当)。2002年内閣府大臣官房審議官（国民生活局担当)。2004年厚生労働省北海道厚生局長。2006年より内閣官房内閣審議官、公共サービス改革推進に尽力。2007年７月厚生労働省へ復帰、退官。同年９月より現職。

【著書】『社会福祉の思想と実践』(共編著、中央法規出版、2011年)、『人と社会――福祉の心と哲学の丘』(共著、同、2008)、『新しい社会福祉と理念――社会福祉の基礎構造改革とは何か』(共著、同、2001年) など。

Group Co-Chair（2009〜10年）。
【著書】『グローバル競争に勝つ地域経営』（共著、東洋経済新報社）、『仏教とスピリチュアルケア』（共著、東方出版）、『続続・スピリチュアルケアを語る 臨床的教育法の試み』（共著、関西学院大学出版会）、*The MASCC Textbook of Cancer Supportive Care and Survivorship*（共著、Springer）、『対話・コミュニケーションから学ぶスピリチュアルケア』（共著、治療と診断社）、『チームがん医療　実践テキスト』（共著、先端医学社）、『グリーフケア入門』（共著、勁草書房）ほか。

本郷　久美子（ほんごう　くみこ）

三育学院大学名誉教授。

東京衛生病院看護学院卒業、東京衛生病院内科病棟ナース。その後、米国の看護実践研修を志し渡米。カリフォルニア州とオハイオ州の看護師ライセンス取得。セントヘレナ病院、ロマリンダ大学病院、ケトリングメディカルセンターにて、循環器病棟、がん病棟、小児病棟、整形外科病棟ナース。1992年ロマリンダ大学看護学部卒業。1998年千葉大学大学院看護学研究科博士課程（前期）修了。1991年母校三育学院短期大学看護学科講師、助教授を経て、2008年三育学院大学看護学部教授・学部長、2013年３月定年退職。日本看護診断学会評議員・理事。

【著書・訳書】『基本から学ぶ看護過程と看護診断』（監訳、医学書院）、カリスタ・ロイ、ヘザー・A・アンドリュース『ザ・ロイ適応看護モデル』（共訳、同）、エリザベス・ジョンストン・テイラー『スピリチュアルケア――看護のための理論・研究・実践』（共訳、同）、Medical Audio Visual Communications『看護のためのスピリチュアルケア（日本語ナレーション版 DVD シリーズ）』（監訳、医学映像教育センター）、『おしえて本郷先生！看護診断Ｑ＆Ａ』（医学映像教育センター）。Sigma Theta Tau International（シグマ・テータ・タウ・インターナショナル）会員として、海外での看護学教育関連の研究発表など多数。

松島　公望（まつしま　こうぼう）

東京大学大学院総合文化研究科助教。

2007年東京学芸大学大学院連合学校教育学研究科博士課程修了。博士（教育学）。2008年より現職。専門は発達心理学、教育心理学、宗教心理学。

【著書・論文】『ようこそ！青年心理学――若者たちは何処から来て何処へ行くのか』（共編著、ナカニシヤ出版、2009年）、『宗教性の発達心理学』（単著、同、2011年）、『宗教心理学概論』（共編著、同、2011年）、『キリスト教における「宗教性」の発達および援助行動との関連――キリスト教主義学校生徒を中心にして』（単わかるがん看護ベストプラクティス』（共著、南江堂）、『変容を生みだすナースの寄り添い――看護が創りだすちがい』（共訳、医学書院）、『ケアリングプラクシス――マーガレット ニューマン 拡張する意識としての健康の理論と看護実践・研究・教育の革新』（共訳、すぴか書房）など。

原　敬（はら　たかし）

さいたま赤十字病院緩和ケア診療科部長。

1986年旭川医科大学医学部卒業、群馬大学医学部第１外科学教室（現　群馬大学大学院医学研究科病態総合外科学）入局、大宮赤十字病院、群馬県立がんセンター、伊勢崎市民病院、群馬大学病院中央集中治療部などで消化器外科学・集中治療医学・麻酔蘇生学を研修。1995年新潟県長岡西病院外科医長、1999年群馬県利根中央病院外科医長、2003年同病院緩和ケアチームリーダーを兼任、2006年緩和ケア診療科医長として緩和ケアチームに専従、2010年さいたま赤十字病院緩和ケア診療科部長（緩和ケアチーム専従）。がんの急性期医療現場の緩和ケアチームとして症状緩和とともにスピリチュアルケアの実践と教育に従事。

群馬大学医学部医学哲学・倫理学分野講師、群馬大学大学院医学研究科講師（がんプロフェッショナル養成コース多職種協働緩和ケア）、慶応義塾大学看護医療学部講師（終末期病態学）を兼務。医学博士（群馬大学）。日本死の臨床研究会世話人、対人援助・スピリチュアルケア研究会指導講師その他。

【著書・論文】外科系論文のほか、「スピリチュアルケア――生きる意味への援助『臨牀看護』（2004年６月号特集）、「一般病棟スタッフに対する緩和ケア教育」小川道雄編『一般病棟における緩和ケア』（へるす出版、2005年）ほか。

小西　達也（こにし　たつや）

武蔵野大学看護学部教養教育教授。

1990年早稲田大学理工学部機械工学科卒業。1992年早稲田大学大学院理工学研究科修士課程修了、同年㈱日立製作所本社入社、デザイン研究所、日立総合計画研究所等に勤務。2003年米国カリフォルニア州アルタベイツ・サミット医療センター・チャプレン、2007年米国ハーバード大学神学大学院修士課程修了、2007年医療法人東札幌病院チャプレン、2011年上智大学グリーフケア研究所主任研究員、2012年医療法人爽秋会岡部医院チャプレン、2013年より現職。北海道医療大学大学院、同大学認定看護師研修センター、および宮崎大学大学院非常勤講師。日本スピリチュアルケア学会事務局長(2011～12年)、理事(2010年～)。Harvard Consultation on Buddhism and Science Co-organizer（2007年）、MASCC（Multinational Association of Supportive Care in Cancer）の Psychosocial Study

著者紹介（掲載順）

窪寺　俊之（くぼてら　としゆき）

聖学院大学人間福祉学部教授（こども心理学科長）、聖学院大学大学院教授（人間福祉学研究科長）。第18回日本臨床死生学会大会長。

埼玉大学卒業（教育学部）、東京都立大学大学院（臨床心理学）に学ぶ。米国エモリー大学神学部卒（神学）、コロンビア神学大学大学院卒（牧会学）。米国、リッチモンド記念病院（ヴァージニア州）と淀川キリスト病院（大阪市）でチャプレン（病院付牧師）。イーストベイ・フリーメソジスト教会牧師（米国、サンフランシスコ市）。関西学院大学神学部教授を経て現職。博士（人間科学、大阪大学）。日本臨床死生学会理事、スピリチュアルケア学会理事、日本神学会会員、日本福音主義神学会会員、実践神学の会会員、日本ホスピス・緩和ケア研究振興財団評議員。

【著書・訳書】『スピリチュアルケア入門』（三輪書店）、『スピリチュアルケア学序説』（同）、『スピリチュアルケア学概説』（同）、『スピリチュアルケアを語る　ホスピス、ビハーラの臨床から』（共著、関西学院大学出版会）、『続・スピリチュアルケアを語る　医療・看護・介護・福祉への新しい視点』（共著、同）、『緩和医療学』（共著）、『死生論』（共著、メンタルケア協会）、『系統看護学講座別巻10　ターミナルケア』（共著、医学書院）、『癒やしを求める魂の渇き』（編著、聖学院大学出版会）、『スピリチュアルペインに向き合う』（編著、同）、『スピリチュアルコミュニケーション』（編著、同）、シャロン・フィッシュ、ジュディス・シェリー『看護の中の宗教的ケア』（共訳、すぐ書房）、D・D・ウィリアムズ『魂への配慮』（訳、日本基督教団出版局）、モーリス・ワイルズ『神学とは何か』（訳、新教出版社）、ルース・L・コップ『愛するものが死にゆくとき』（共訳、相川書房）、ほか。

高木　真理（たかき　まり）

武蔵野大学看護学部准教授。

1996年北里大学看護学部卒業。2001年北里大学大学院看護学研究科修士課程がん看護学分野修了。2008年宮崎県立看護大学博士後期課程基礎看護学教育研究領域理論看護学専攻修了（看護学博士）。北里大学病院にて看護師として従事した後、西南女学院大学保健福祉学部助手、宮崎県立看護大学看護学部助手、助教、武蔵野大学看護学部講師を経て、2013年より現職。専門分野はがん看護学。

【著書・訳書】『がんサバイバーシップ――がんとともに生きる人びとへの看護ケア』（共著、医歯薬出版）、『ケアの根拠』（共著、日本看護協会出版会）、『根拠が

〈スピリチュアルケアを学ぶ４〉

スピリチュアルケアの実現《じつげん》に向《む》けて

――「第《だい》18回《かい》日本《にほん》臨床《りんしょう》死生《しせい》学会《がっかい》大会《たいかい》」の取《と》り組《く》み――

2013年10月12日　初版第１刷発行

編著者　窪　寺　俊　之

発行者　阿 久 戸　光　晴

発行所　聖 学 院 大 学 出 版 会

〒362-8585　埼玉県上尾市戸崎1番1号

電話 048-725-9801

Fax. 048-725-0324

E-mail : press@seigakuin-univ.ac.jp

ISBN978-4-907113-05-6　C0311

臨床死生学研究叢書 3

死別の悲しみを学ぶ

平山正実 編著

ISBN978-4-915832-91-8（2012） 4,000円（本体）

臨床死生学研究叢書 4

臨床現場からみた生と死の諸相

平山正実 編著

ISBN978-4-907113-03-2（2013） 4,000円（本体）

〈臨床死生学研究叢書〉のご案内

臨床死生学研究叢書 1

死別の悲しみに寄り添う　平山正実 編著

ISBN978-4-915832-76-5（2008）　3,400円（本体）

臨床死生学研究叢書 2

死別の悲しみから立ち直るために　平山正実 編著

ISBN978-4-915832-83-3（2010）　4,000円（本体）

〈スピリチュアルケアを学ぶ〉のご案内

スピリチュアルケアを学ぶ 1

癒やしを求める魂の渇き 窪寺俊之 編著

——スピリチュアリティとは何か

ISBN978-4-915832-90-1（2011） 1,800円（本体）

スピリチュアリティと心の援助	窪寺俊之
病む人の魂に届く医療を求めて	柏木哲夫
スピリチュアリティの現在とその意味	島薗　進
悲嘆とスピリチュアルケア	平山正実
スピリチュアルなものへの魂の叫び	窪寺俊之

スピリチュアルケアを学ぶ 2

スピリチュアルペインに向き合う 窪寺俊之 編著

——こころの安寧を求めて

ISBN978-4-915832-94-9（2011） 2,200円（本体）

第Ⅰ部

医療が癒やせない病 ——生老病死の日本的なスピリチュアルケア	カール・ベッカー
一臨床医のナラティブ ——自らのスピリチュアルペインと向き合って	西野　洋
生きる意味を求めて ——ホスピスの経験から考える	窪寺俊之

第Ⅱ部

「スピリチュアル／宗教的ケア」の役割と課題 ——高見順と原崎百子の闘病日記の比較研究	窪寺俊之

スピリチュアルケアを学ぶ 3

スピリチュアルコミュニケーション 窪寺俊之 編著

——生きる希望と尊厳を支える

ISBN978-4-907113-02-5（2013） 2,200円（本体）

第Ⅰ部

スピリチュアルコミュニケーション ——生きる支え	林　章敏
希望・尊厳・スピリチュアル ——緩和ケアからのアプローチ	清水哲郎
無心とスピリチュアリティ ——日本的なスピリチュアルケアのために	西平　直

第Ⅱ部

スピリチュアルケアと自殺念慮者へのケア	窪寺俊之
医療および看護学のスピリチュアルアセスメントの特徴と問題点 ——牧会ケアとの比較を通して	中井珠恵
